CONTRIBUTION A L'ÉTUDE

DU

TRAITEMENT DES URÉTRITES

PAR

LE PROTARGOL ET L'ACIDE PICRIQUE

PAR

Le Dr Joseph THOMAS

LICENCIÉ ÈS SCIENCES NATURELLES

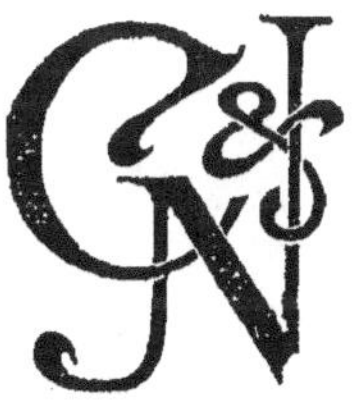

PARIS

GEORGES CARRÉ ET C. NAUD, ÉDITEURS

3, RUE RACINE, 3

—

1899

CONTRIBUTION A L'ÉTUDE

DU

TRAITEMENT DES URÉTRITES

PAR

LE PROTARGOL ET L'ACIDE PICRIQUE

PAR

Le Dr Joseph THOMAS

LICENCIÉ ÈS SCIENCES NATURELLES

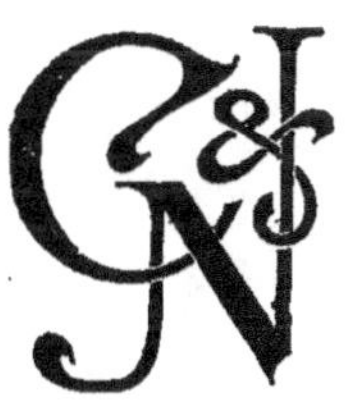

PARIS

GEORGES CARRÉ ET C. NAUD, ÉDITEURS

3, RUE RACINE, 3

—

1899

A MON PERE

A MA MÈRE

A MON PRÉSIDENT DE THÈSE

MONSIEUR LE PROFESSEUR FOURNIER

MÉDECIN DE L'HOPITAL SAINT-LOUIS
MEMBRE DE L'ACADÉMIE DE MÉDECINE
OFFICIER DE LA LÉGION D'HONNEUR

AVANT-PROPOS

L'idée première de ce travail revient à M. le Dr Desnos dont nous suivions la clinique de la rue Malebranche :
c'est sur ses conseils que nous avons entrepris cette étude
sur la valeur comparative du protargol et de l'acide pri-
crique dans le traitement des urétrites.

En voyant les douleurs véritablement intolérables que
ressentent les malades auxquels nous instillions du nitrate
d'argent, nous avons recherché quel autre corps pourrait
efficacement remplacer ce dernier, tout en produisant le
maximum d'effet et le minimum de souffrances.

L'introduction de cette étude renferme l'historique
de la question : nous nous sommes ensuite occupé de la
chimie du protargol et de l'acide picrique ; puis, après une
courte étude de ces deux corps dans le traitement de
l'urétrite blennorragique aiguë, nous avons examiné plus
longuement à quels cas d'urétrite chronique on devait
spécialement réserver l'un ou l'autre de ces deux agents.

Nous prions M. le Dr Desnos de vouloir bien agréer
la sincère expression de notre reconnaissance pour les
sages conseils qu'il n'a cessé de nous prodiguer,

Qu'il nous soit permis également d'adresser ici nos remerciements à tous les maîtres qui, durant nos études médicales, pendant notre passage à la Faculté et dans les hôpitaux, ont bien voulu s'intéresser à nous.

Que MM. Thoinot et Letulle, que MM. les Prs Proust, Potain et Budin reçoivent l'expression de notre très vive gratitude.

Nous remercions M. le Pr Fournier de l'honneur qu'il nous fait en daignant accepter la présidence de cette thèse.

INTRODUCTION

A. — Médicaments employés dans l'urétrite aiguë.

Le nombre des médicaments employés en injections, dans le traitement de l'urétrite blennorragique aiguë, est tel, qu'on a pu dire avec juste raison qu'il n'y avait pas de liquide que l'on n'eût tenté d'introduire dans l'urètre.

Les premières injections consistaient le plus souvent en substances émollientes, mucilagineuses, surtout végétales. Puis on arriva aux sels métalliques et autres matières anorganiques. Il n'entre pas dans le cadre de notre travail de passer en revue toutes ces diverses substances : nous nous en tiendrons aux moyens préconisés ou encore en usage aujourd'hui.

Certes, de tous ces topiques, aucun ne fut aussi souvent employé, aussi souvent prôné et délaissé, appliqué de façons aussi diverses et dans des buts aussi différents que le plus puissant d'entre eux, le *nitrate d'argent*. Proposé en Amérique par Johnston et Barklet contre la blennorragie, il fut employé pour la première fois en Europe par Carmichaël (1818) et Serre. Bientôt, il ne fut pas seulement utilisé pour traiter méthodiquement la blennorragie, mais aussi pour la juguler, pour servir au soi-disant traitement abortif.

Selon que l'on a en vue le traitement abortif ou le traitement méthodique, les doses varient entre 1 gramme pour 3o et o^{gr},10 pour 200 grammes d'eau. Un médicament usité déjà anciennement et conseillé de nouveau à cause de son action antiseptique est le *sublimé*. Recommandé déjà par Musitanus, Malon, Gardane, il fut surtout le remède favori de Hunter qui l'employait à la dose de o^{gr},15 pour 25o d'eau. Tombé dans l'oubli pendant un certain temps, il reconquit les faveurs médicales avec Müller von Bernecks (1846) ; mais c'est depuis Fantini (1861), Bruck (1876), et surtout depuis les connaissances nouvelles en microbiologie qu'il fut mis à contribution. Comme on apprit que les solutions de sublimé de 1 pour 3 ou 4000 étaient encore antiseptiques, c'est à ces deux faibles doses que l'on eut recours.

Mais bientôt des voix autorisées, celles de Barduzzi (1884), Keyes (1884), Auspitz (1879) entre autres, s'élevèrent contre ce traitement, en raison des violents phénomènes d'irritation qu'il provoquait. Les nouveaux partisans du sublimé, tels que Chameron (1884), Vander-Poel (1886) se contentent des solutions de 1 pour 20,000. Brewer (1887) dans l'urétrite aiguë récente faisait des irrigations rétrogrades avec des solutions chaudes de sublimé de 1 pour 60,000 à 1 pour 20,000.

Les *préparations de zinc*, le sulfate et l'acétate, mises en avant, d'abord par B. Bell, Lisfranc, Blancard, Lange, ensuite par Henry, restent de bonnes acquisitions thérapeutiques et sont encore employées aujourd'hui avec succès en solution de 0^{gr},20 à 1 gramme pour 100. Friedheim (1889) leur dénie cependant toute action antiseptique. Schwimmer (1890) dit avoir obtenu de bons résultats du sozoyodolate de zinc en solution de 1 à 2 pour 100.

Le *permanganate de potasse*, préconisé par Rich en 1864 aux doses colossales de 0^{gr},42 pour 35 d'eau, puis oublié, célébra sa renaissance, quand Bresgen (1867) le recommanda de nouveau : les solutions de 0,02 à 1 pour 100 sont encore antiseptiques d'après Friedheim (1889). Janet (1892) et Reverdin (1892) ont fait d'abondantes irrigations de l'urètre avec des solutions de 1 gramme pour 4000 à 1 gramme pour 1000 de permanganate de potasse, irrigations répétées plusieurs fois par jour. Les résultats obtenus font de cet agent, sans nul conteste, le médicament de choix dans le traitement de l'urétrite blennorragique aiguë.

L'*acétate de plomb*, appliqué déjà par Bertrand (1790) fut prescrit volontiers par Ricord qui l'associait au *sulfate de zinc*; cette recette, dite injection de Ricord, compte encore aujourd'hui des partisans. La voici :

Sulfate de zinc. . . . . 2 grammes.
Acétate de plomb cristallisé. . . . . 2 —
Eau distillée de roses. . . . . . . 400 —
F. S. A. Agitez la bouteille avant de s'en servir.

Sigmund injectait très volontiers l'acétate de plomb à raison de 2 grammes pour 100.

Le *chlorure de zinc* était le remède de Gaudriot (1840), Hancke (1841), Debeney (1851) et Bumstead (1867). Ce dernier faisait dissoudre 10 grammes de chlorure de zinc dans 15 grammes d'eau. Il faisait injecter 3 fois par jour 8 à 10 gouttes de ce mélange pour une cuillerée d'eau.

Parmi les *alcalins*, citons la potasse caustique (Fordyce, 1758) et les solutions d'ammoniaque (Peyrilhe, 1786).

Le *sous-nitrate de bismuth* (Caby, 1854) est souvent prescrit à raison de 2,0 pour 100 (on doit agiter la bouteille). Dans ces derniers temps, beaucoup d'auteurs, notamment Eraud (1886), se sont récriés à juste titre contre l'emploi de ce médicament insoluble dans l'eau, qui précipite dans l'urètre, bouche les lacunes de Morgagni et peut former des calculs urétraux.

Le *chloroforme* (Venot, 1850) a été employé en injection spécialement par Parona (1870) (1 pour 100 ou 200). Mais il irrite fortement, de même que l'*hydrate de chloral* que prescrivaient Pirovano (1874), Lecchini (1874) en solutions de 1 pour 100, Pasqua (1880) en solution de 2 pour 100.

Le *sulfate de cadmium* a été injecté en solution de 1 pour 1000 ou 1 pour 2000 par Gazeau (1874). Iudd (1839), Barudel (1858) ont préconisé le *perchlorure de fer* en solution de 1 pour 100; Castellar, le *bicarbonate de soude* à 1 pour 100 (1886). Sée (1873) le *silicate de soude* en solution de 1 à 3 pour 100.

Citons encore comme remèdes nouveaux qui se seraient montrés efficaces, le *salicylate de mercure* à 1 pour 270 et le *chloroborate de soude* de 5 à 7 pour 100.

Ricord, Lange (1852) se sont servis de *tannin* seul ou dissous dans du vin rouge ou enfin d'un glycérolé. Masurel (1878) et Paquet (1878) donnaient la préférence à la *teinture d'iode*. Ce dernier faisait injecter un mélange de 5 grammes de teinture d'iode et de 20 grammes d'eau de laurier-cerise.

Zeller prescrivait (1865) :

Teinture d'iode..	1 à 2 grammes.
Glycérine.	30 —
Teinture de cachou.	30 à 50 —
Eau de roses.	200 —

On peut encore prescrire :

Teinture d'iode..	3 grammes.
Iodure de potassium.	1 —
Eau distillée..	300 —

F. S. A. Pour 3 injections, 1 par jour (Mallez).

L'action locale du baume de copahu conduisit Oates (1845), Engelhart (1851) et d'autres à l'injecter directement dans l'urètre, à l'aide de différentes mixtures. L'*eau distillée de copahu* en injection visait le même but (Langlebert, 1857). Citons encore l'*huile d'eucalyptus* (Bedoin, 1873), l'*iodoforme*, en suspension dans une mixture gommeuse ou sous forme de bougies recommandées par James (1880), Campana (1883).

Ce dernier prescrivait :

Iodoforme.	20 grammes.
Acide carbolique.	$0^{gr},1$
Glycérine..	80 grammes.
Eau distillée.	20 —

F. S. A.

Delorme (1885), Ledetsch (1887) injectaient le *sulfate de quinine* (1 pour 100). Rademaker (1888) vantait la *pyridine* (1/300) et Love (1888) l'*eau oxygénée* (3 pour 100).

La *résorcine*, introduite dans la thérapeutique en 1882 par Campana, nous a fourni parfois de bons résultats : nous l'associons au sulfate de zinc.

Résorcine..	1 gramme.
Sulfate de zinc.	1 —
Eau distillée.	100 grammes.

Enfin Goll (1887) s'est servi du *sulfate de thalline* en solution de 1 à 3 pour 100, Schutt (1883), du *chlorhydrate d'hydrastine*.

On a songé également à introduire dans l'urètre des médicaments solides pulvérulents, tantôt inertes, tantôt astringents, tels que le *sous-nitrate de bismuth*, l'*oxyde de zinc*, l'*iodoforme*.

Malles et Cattaneo, en particulier, ont proposé des appareils spéciaux destinés à les insuffler directement dans l'urètre. Cette méthode, qui a l'inconvénient d'irriter fortement et de former des concrétions, a été bientôt abandonnée. Dans ces derniers temps (1897) on a expérimenté l'*acide picrique*, en solution saturée aqueuse. Nous n'insisterons pas ici sur ce médicament, qui sera l'objet d'un prochain chapitre.

Nous ne ferons également que signaler dans cette introduction l'emploi du protargol qui, avec l'acide picrique, est le sujet de notre thèse inaugurale.

B. — Médicaments employés dans l'urétrite chronique.

Nous retrouvons, dans le traitement de l'urétrite chronique, la même confusion que celle que nous avions rencontrée, au début de ce travail, quand nous nous sommes occupés du traitement de l'urétrite aiguë.

Un nombre infini de remèdes ont été dirigés contre l'urétrite chronique : ce n'est cependant que depuis quelque dix ans que l'on se rend bien compte des moyens qui peuvent conduire au but et que l'on comprend bien les indications thérapeutiques. « D'ailleurs, à côté du traitement rationnel qui s'édifie peu à peu, on voit encore de nos jours, trop souvent malheureusement, la routine et le plus grossier empirisme régner en maîtres (1) ».

L'urétrite chronique, plus encore que l'urétrite aiguë, était considérée par les anciens médecins comme étant de nature syphilitique.

Aussi, quand la blennorragie chronique ne cédait pas après un certain temps aux balsamiques, aux tisanes et aux bains, elle était soumise à la médication spécifique.

« Après tous ces remèdes, on saura à quoi s'en tenir sur le caractère de la maladie, et s'il faut en venir au grand remède pour en guérir, etc..... » écrivait Fabre (1773).

Du reste, l'urétrite chronique était très souvent négligée, plus encore qu'aujourd'hui : un seul symptôme, ou plutôt une conséquence de la maladie fut traitée assez tôt : c'est le rétrécissement.

Alexandre Trajan Pétronius de Castille conseillait déjà « de nettoyer l'urètre à l'aide d'une bougie en cire ou d'un autre instrument analogue ». Dans le même but,

---

(1) FINGER. La blennorragie et ses complications.

on employait des caustiques en poudre ou en pommade, croyant que « la stricture était due à un caroncule ou à une excroissance fongiforme ».

Wisemann, chirurgien de Charles II, qui le premier pratiqua l'urétrotomie externe pour rétrécissement, introduisait un petit tube dans l'urètre jusqu'à la stricture et déposait en ce point du précipité rouge. Mais ces caustiques agissaient parfois avec tant d'énergie et on les appliquait si difficilement qu'Astruc (1754) parvint à les faire abandonner. On songea alors aux moyens mécaniques, à la dilatation. Ledran, à cet effet, conseillait l'emploi de cordes de boyaux, Daran, Fabre (1773), celui de certaines bougies.

On voulut bientôt combiner à cet effet mécanique une action astringente ; c'est ainsi que Bell prescrivait dans les cas tenaces des bougies enduites de térébenthine ou de pommade au précipité rouge.

Nous laisserons de côté les balsamiques et nous rangerons en trois grands groupes les diverses médications proposées pour le traitement de l'urétrite blennorragique chronique.

1ᵉʳ *Groupe*. — Instruments permettant d'agir directement sur le point malade, soit en le touchant avec un caustique, (le nitrate d'argent est toujours le plus employé), soit en disposant des bougies médicamenteuses (iodoforme, tannin, etc., etc.), des poudres, ou même en y faisant pénétrer des vapeurs d'iode (1). Lallemand

----

(1) Hamonic. Traitement de la bulbite.

(1825), pour cautériser un point déterminé de l'urètre, fit construir e son porte-caustique et Mercier en fournit un également. Tous deux sont de courtes sondes courbes, munies à leur extrémité d'une fenêtre latérale dans laquelle apparaît par un mouvement de rotation un crayon de nitrate d'argent. Marchal de Calvi (1854) croyait aussi qu'il fallait agir directement sur les foyers locaux et il a conseillé l'emploi des bougies enduites d'onguents.

Schuster a préconisé ses bougies au glycérolé de tannin, bougies qui se liquéfiaient dans l'urètre. Regnal se servait de bougies de gélatine médicamenteuse. Chiene (1876) faisait injecter une pâte composée de kaolin, d'huile et d'eau.

Waliki (1876) a fait construire un appareil semblable à l'instrument employé pour dilater les gants : il servait à insuffler des substances pulvérulentes.

Zeissl (1878) introduisait dans le canal des crayons de kaolin et de glycérine. Masurel (1880) faisait injecter dans l'urètre de l'eau saturée de teinture d'iode.

Harrison (1885) est allé plus loin ; il détournait le cours de l'urine dans les cas d'urétrite chronique rebelle, en ouvrant la région membraneuse et en introduisant jusque dans la vessie une canule en argent.

Les différentes injections dirigées contre l'urétrite aiguë ont été naturellement conseillées contre l'urétrite chronique, nous n'y reviendrons pas.

Tous ces remèdes, toutes les applications externes, toutes ces méthodes, ont été employés empiriquement, sans indication nette, et souvent même sans qu'on se soit demandé comment ils pouvaient bien agir. Il n'est même pas certain que ces topiques introduits aveuglément ou après une exploration instrumentale atteignent toujours les surfaces malades ; en tout cas, ils attaquent régulièrement les parties saines qu'ils irritent. Pour les poudres inertes, telles que le kaolin, l'action est purement mécanique, et quant aux astringents, ils n'agissent pas dans la profondeur : leur influence est purement superficielle.

Désormaux avait déjà pu enregistrer quelques succès en traitant directement les foyers locaux à l'aide du tube endoscopique. Celui-ci étant bien fixé, il enlevait l'appareil d'éclairage et appliquait le médicament ; ou bien, ayant ménagé dans l'endoscope une fente latérale destinée à l'introduction des pinceaux, tampons, porte-caustiques, il faisait *de visu* l'application du topique.

Quand l'endoscope fut simplifié et que le tube et le réflecteur furent séparés, il devint plus maniable ; le traitement fut simplifié. La plupart des médecins obtinrent d'excellents résultats. Certains d'entre eux, Gründfeld, en particulier, virent dans cette méthode le seul traitement rationnel de l'urétrite chronique.

C'était aller un peu loin. Outre que l'introduction d'un tube droit dans l'urètre irrite toujours la muqueuse et qu'elle provoque facilement des phénomènes catarrhaux, tous les remèdes que l'on peut appliquer par son intermédiaire n'agissent que sur la surface de la muqueuse, sans influencer les infiltrats qui siègent dans la profondeur de la muqueuse ou dans la sous-muqueuse. De même que dans le traitement de l'ophtalmie granuleuse où les badigeonnages avec la solution de nitrate d'argent, les cautérisations avec le sulfate de cuivre amènent bien l'atrophie des granulations, mais n'empêchent pas la formation d'une cicatrice, de même les badigeonnages et les cautérisations de l'urètre, pratiqués à l'aide de l'endoscope, peuvent bien faire disparaître les érosions et les granulations ; mais les infiltrats profonds continuent leur marche progressive et aboutissent au rétrécissement.

2° *Groupe*. — Certains auteurs recommandent, dans le traitement de l'urétrite blennorragique chronique, d'avoir recours au passage de quantités de liquide considérable dans l'urètre. Neisser emploie le nitrate d'argent à 1 pour 2000 ou 3000 : il fait passer l'injection par une petite sonde introduite jusqu'en arrière du sphincter. Sa technique plus ou moins modifiée est actuellement très en vogue en Allemagne (Philipson, Treznisky), le titre des solutions employées variant ainsi que leur quantité.

Diday a jadis indiqué un procédé excellent, qui consiste à « introduire une bonne quantité de nitrate d'argent dans la vessie et à faire ensuite uriner le malade. »

D'autres médecins préconisent ici encore la méthode de Janet, c'est-à-dire les grands lavages avec des solutions de permanganate de potasse, tout comme s'il s'agissait d'une urétrite blennorragique encore à sa période de début. Nous devons reconnaître n'avoir jamais obtenu avec la méthode de Janet appliquée au traitement de l'urétrite chronique que de médiocres résultats.

3° *Groupe*. Ce dernier groupe enfin comprend les instillations.

Les instruments nécessaires aux instillations consistent en :

1° Un explorateur de gomme à boule olivaire, percé

d'un canal dans toute sa longueur, dit *instillateur* ; le centre de la boule terminale présente ainsi un petit pertuis filiforme ;

2° Une seringue de Pravaz, de dimensions assez grandes, d'une contenance de 4 grammes d'eau environ ; à son embout s'adapte une canule conique, munie d'un pas de vis à l'extérieur, et dont l'extrémité est filiforme (Guyon).

On commence par charger l'instrument : la canule est fixée à l'instillateur au moyen de son pas de vis, puis ajustée à la seringue ; il faut alors amorcer, c'est-à-dire faire tourner le piston jusqu'à ce que le liquide apparaisse à l'extrémité de la boule olivaire ; chaque tour imprimé au piston déterminant l'issue d'une goutte, on comprend avec quelle précision on pourra se rendre compte de la quantité de liquide injecté.

Si l'instillation est destinée à l'urètre antérieur, au cul-de-sac du bulbe, par exemple, on choisit une boule assez volumineuse (n°s 18 à 22) pour qu'elle entre en contact assez intime avec les parois urétrales et empêche le reflux du liquide.

L'instillateur est alors conduit jusqu'à la portion membraneuse dont la résistance sert de point de repère, puis on le ramène en arrière, on maintient la boule à une distance de 1 à 3 centimètres de la barrière membraneuse et on instille un nombre variable de gouttes de liquide (de 6 à 12). L'appareil est laissé en place pendant quelques minutes, puis la sonde une fois retirée, le liquide s'écoule librement par le méat.

Son action sur la portion la plus antérieure du canal

est nulle, car le passage est rapide. Il est d'ailleurs possible d'empêcher même ce contact rapide en aspirant le liquide contenu dans le cul-de-sac du bulbe avec la seringue avant de retirer l'instillateur.

Pour l'urètre postérieur, quelques précautions sont à prendre. Le malade devra uriner immédiatement avant : car si la vessie était remplie, une certaine quantité d'urine s'épancherait dans le canal prostatique et sa présence modifierait l'action du liquide.

Un lavage de l'urètre antérieur est utile ; mais ordinairement nous nous en dispensons, car presque toujours, l'urétrite est à la fois antérieure et postérieure. On le pratique d'une manière très simple, soit avec une sonde droite d'un calibre de beaucoup inférieur à celui de l'urètre, soit avec ce même appareil à instillations, en ayant soin d'employer une boule petite qui permette le reflux immédiat du liquide et en ayant soin de la conduire jusqu'au cul-de-sac du bulbe. L'instillateur franchit ensuite la région membraneuse ; là, il n'est plus nécessaire d'employer un instrument volumineux, mais une boule de dimensions assez grandes pour que la traversée donne lieu à des sensations bien nettes (n° 13 ou 14). Une fois dans la prostate, on instille un nombre de gouttes un peu plus considérable, de 15 à 25, quantité suffisante pour remplir cette portion de l'urètre. Le liquide séjourne en arrière du sphincter membraneux et n'apparaît pas au méat.

Différentes substances ont été employées : le *sulfate de zinc*, le *sulfate de cuivre* à 1 pour 40, 1 pour 20 produisent, au moment même de l'instillation, une très vive irritation qui se calme quelques instants après. Mais les effets sont de peu de durée ; l'écoulement diminue pour reparaître presque aussi intense le lendemain.

Nous avons également employé le *sublimé* à 3, 4, 6 pour 1000, le *biiodure* à 2, 3 pour 1000. Ce sont des agents plus puissants que les sulfates de zinc ou de cuivre : mais la réaction est très violente ; les souffrances sont intolérables, durent longtemps et obligent à espacer les séances ; à un titre plus faible, l'effet curatif est peu marqué ; quant à l'*iodoforme* finement pulvérisé et tenu en suspension dans une solution de gomme, son action est trop peu prolongée pour que les résultats soient appréciables.

Le *nitrate d'argent*, dont nous nous servions avant le protagol, nous a donné de meilleurs résultats. Ici encore, comme dans l'emploi du sublimé et du biiodure, immédiatement après l'instillation, la douleur est généralement des plus vives : cependant elle varie selon les sujets et peut-être aussi la gravité des lésions. Elle est plus intense quand le liquide a été porté dans l'urètre postérieur et donne lieu, dans ce cas, à un certain degré de ténesme rectal.

Tous ces symptômes disparaissent plus ou moins dans un délai qui varie de quelques minutes à deux ou trois heures.

La réaction inflammatoire se manifeste bientôt après sous forme d'un écoulement purulent plus ou moins abondant, d'abord très liquide, puis plus épais au bout de quelques heures. Après les premières instillations, cet écoulement dure de 12 à 18 heures, et beaucoup moins longtemps après les suivantes.

Le titre de la solution dont nous nous sommes servis est de 1 pour 50. Au bout de 5 à 6 instillations, on peut l'élever progressivement, arrivant ainsi à 1/30, 1/20 et même 1/10. Dans ce dernier cas, une à deux gouttes seulement doivent être instillées : la réaction est alors très vive et l'écoulement consécutif est d'ordinaire teinté de sang. Nous avons eu, à vrai dire, quelques succès au moyen de ces solutions très concentrées; mais elles ne doivent être conseillées que dans des cas exceptionnels et lorsque l'urètre est très tolérant. Quand une urétrite chronique ne cède pas après des instillations à 1/20, il est rare qu'on obtienne un bien meilleur résultat en employant des doses plus concentrées.

Les instillations sont faites en général tous les deux jours. Cet intervalle est nécessaire pour que les phénomènes réactionnels s'apaisent. On voit peu à peu, dans la majorité des cas, l'écoulement devenir de moins en moins abondant, se réduire à un suintement, puis disparaître tout à fait.

Chez des sujets assez nombreux, l'écoulement change de nature au bout d'un certain temps : un suintement absolument limpide, analogue à de la glycérine, succédant à la suppuration, apparaît de temps en temps au méat. Un examen microscopique de ce liquide est alors nécessaire. S'il contient encore des leucocytes et des cellules abondantes, la maladie n'est pas guérie et la suppuration reparaîtra certainement : lorsqu'on n'y voit que très peu d'éléments figurés, il n'est autre chose qu'un produit de sécrétion des glandes de Cowper, et cette hypersécrétion, due sans doute à une irritation prolongée du canal, diminue peu à peu et disparaît spontanément sans aucune médication, au bout d'un temps plus ou moins long.

Avant la découverte du protargol, en 1894, par Eichengrün, les instillations de nitrate d'argent constituaient une méthode précieuse. Bon nombre de médecins ont conservé encore son usage.

Cependant il faut reconnaître qu'un petit nombre d'urétrites très tenaces leur résistaient, aussi bien d'ailleurs qu'aux autres moyens employés. D'ailleurs, il ne faut pas prolonger trop longtemps leur emploi : lorsqu'au bout de douze à quinze instillations, régulièrement pratiquées et sans écarts de régime, l'état reste stationnaire, il est bon de suspendre tout traitement. On doit laisser reposer le malade pour reprendre, après quelques semaines, une nouvelle série d'instillations.

CHAPITRE PREMIER

I

Des propriétés du Protargol. — Son emploi en thérapeutique.

Le protargol, préparé par Eichengrün en 1897, est une combinaison très intime et très stable d'argent métallique avec un corps protéique. C'est un protéinate d'argent. Il se présente sous l'aspect d'une poudre très fine, d'une couleur jaune clair, facilement soluble dans l'eau froide ou chaude et dont les solutions offrent une stabilité remarquable : en effet, elles ne se laisseraient décomposer, ni par les alcalis, ni par les chlorures, ni par par les sulfures, ni par les acides étendus : elles résisteraient également bien à l'action de la lumière et à celle d'une chaleur modérée ; cependant, d'après Eichengrün, l'acide chlorhydrique concentré provoquerait dans ces solutions la formation d'un précipité qui n'est pas du chlorure d'argent, mais bien du protargol pur, lequel se redissout si l'on ajoute de l'eau.

Après la découverte de ce nouveau composé argentifère, plusieurs expérimentateurs, parmi lesquels Benario (de Francfort), Barlow (de Munich), Goldenberg en ont étudié les propriétés chimiques et bactéricides.

Benario a fait de nombreuses expériences pour prouver son pouvoir antiseptique sur le bacille typhique, sur celui de la diphtérie, du tétanos, le coli, le staphylocoque et il a trouvé que le protargol était supérieur au nitrate d'argent, à l'argentamine, à l'argonine, qui sont les préparations argentées les plus usuelles.

En raison des résultats obtenus, comme nous le verrons plus loin, par Neisser sur la muqueuse de l'urètre et à cause de l'analogie que présentent dans leurs réactions les muqueuses de l'œil et de l'urètre, M. le Dr Bossalino de Turin (1) a eu l'idée d'appliquer le protargol au traitement des affections oculaires.

Les recherches ont porté sur 70 cas.

Les solutions étaient à 0,50 pour 100 pour lavages, à 5 ou 10 pour 100 pour instillations, à 10 pour 100 pour pommades.

On commence par un lavage de l'œil avec une solution à 0,50 pour 100 et, à la suite, on fait une instillation avec une solution à 5 ou 7 pour 100.

Dans 27 cas de catarrhe de la conjonctive et dans 2 cas de conjonctivite purulente, les résultats furent des plus satisfaisants. Le protargol amena une diminution rapide de la sécrétion conjonctivale, en même temps que l'hyperhémie disparaissait, ainsi que les pustules.

L'amélioration fut encore plus rapide et plus sensible dans la dacryocystite aiguë ou chronique. Après dilatation progressive avec la sonde de Bowmann, le protargol fut

____

(1) BOSSALINO. Giornale dell R. Accadem. di Torino, 1898, p. 118.

injecté en solution à 0,50 pour 100. L'amélioration apparut très rapidement sous l'influence du lavage quotidien.

M. le Dr Darier a retiré, de son côté, de grands avantages de ses applications, soit dans la conjonctivite banale guérie en deux ou trois attouchements, soit dans le trachome et l'ophtalmie purulente gonococcique dont il est en quelque sorte le spécifique.

D'autres ophtalmologistes ont eu, dans diverses formes de conjonctivites, des résultats valant, au point de vue de l'efficacité, ceux que fournit le nitrate d'argent.

Une des premières remarques dignes d'attirer l'attention est, dans la thérapeutique oculaire, la diminution rapide de la sécrétion : une seconde, est l'absence presque complète de toute douleur. C'est là un fait capital dans l'emploi du protargol et sur lequel, à maintes reprises, nous aurons l'occasion de revenir dans le cours de ce travail.

M. Neisser, de Breslau, employa un des premiers le protargol dans le traitement de la gonococcie urétrale. Il en fit la base d'un traitement antiblennorragique et publia ses résultats dans le *Centralblatt für Dermatologie.*

M. Neisser se montre très enthousiaste, et, fort des résultats de son expérience personnelle, il voit, dans le protargol, un antiblennorragique infiniment supérieur à tous ceux que nous connaissons depuis longtemps, et un antiseptique qui, à ses propriétés puissamment bactéricides, joint le grand avantage de ne jamais donner lieu à des accidents d'irritation. Nous aurons l'occasion de revenir sur ce sujet.

II

Des propriétés de l'acide picrique.
Son emploi en thérapeutique.

L'acide picrique, qui depuis dix ans est entré dans le domaine de la thérapeutique, fut employé au début, dans le traitement des brûlures, et les résultats constants que l'on obtint engagèrent les cliniciens à ne point restreindre l'usage de ce topique et à en étendre l'emploi à un assez grand nombre d'affections.

L'acide picrique a été bien étudié au point de vue thérapeutique dans une thèse soutenue à la Faculté par le Dr Filleul (1).

Cet acide qui tire son nom du mot grec πικρος, qui signifie amer, est encore appelé acide carbazotique ou trinitrophénique ou phénol trinitrique.

Il a pour formule : $C^6H^3O(AzO^2)^3$.

On l'obtient par l'action de l'acide nitrique sur un grand nombre de substances, telles que l'indigo, la salicine, l'acide phénique, le pétrole et sur plusieurs substances organiques, la soie, la laine.

Il cristallise sous forme de cristaux provenant de l'octaèdre rhomboïdal ou sous forme de lamelles rectangulaires allongées. Les cristaux sont brillants, d'un beau jaune pâle et solubles dans 87 parties d'eau à 15°.

----

(1) Filleul. Traitement des brûlures superficielles par l'acide picrique. *Thèse*, 1894.

La solution est jaune d'or : elle est plus foncée que les cristaux. L'acide picrique est très soluble dans l'alcool, l'éther, la benzine, le pétrole, le chloroforme.

Combiné avec la potasse, il forme un explosif violent, mais il ne peut être considéré comme tel au sens propre du mot. Certains de ses sels, le picrate de potasse en particulier, sont des explosifs dangereux ; mais l'acide picrique par lui-même n'est pas un explosif à redouter, et, si les apparences le rendent dangereux à cause de sa parenté avec les picrates, il ne l'est pas plus que l'ouate comparée au fulmi-coton, la glycérine à la dynamite.

A ce titre, le chlorate de potasse et les gargarismes dans lequel entrent ce sel sont redoutables, et de fait, le chlorate de potasse à l'état de sel, le collodion, sont des agents explosifs beaucoup plus dangereux. La solution d'acide picrique ne peut, quelque insistance qu'y mette l'expérimentateur, faire explosion. C'est un fait établi et répandu par l'emploi courant de cette solution dans les laboratoires d'histologie.

Il en est de même des cristaux ; on les conserve, on les dissout, on les secoue dans les flacons, sans qu'on ait jamais eu à enregistrer d'explosion et dans les hôpitaux, les pièces de pansement imbibées de la solution sont détruites par le feu sans aucun accident.

L'innocuité de ce procédé est nécessaire à établir, afin de renseigner le médecin et combattre l'erreur vulgaire de l'explosibilité de ce médicament qui pourrait le faire rejeter de la pratique médicale et lui substituer un autre agent.

Il est facile de détruire cette légende aussi fausse que

répandue, sur l'explosibilité de l'acide picrique, en s'adressant à la compétence autorisée en semblable matière de M. Colson, examinateur à l'école polytechnique : « Autant les picrates sont des explosifs dangereux, autant l'acide picrique se manie avec sécurité. Il fond à 122°, il n'est pas prudent de le surchauffer brusquement ; à l'air libre, il résiste aux chocs. Tout le monde sait que la mélinite est de l'acide picrique et que le chargement des obus est confié à des soldats. Ceux-ci chauffent l'acide picrique pour le fondre et l'introduire dans le projectile et ce n'est que sous l'influence des détonateurs que la mélinite acquiert les propriétés brisantes qui la rendent si redoutable. » Ainsi donc se trouve réglée cette question litigieuse de l'explosibilité.

Dans l'industrie, il est employé à la coloration en jaune de la soie et de la laine : le coton ne peut pas prendre cette teinture. On s'en sert encore pour la falsification des bières à cause de son amertume et de son bas prix.

Dans les laboratoires, il est employé à la conservation des pièces destinées à l'examen microscopique. Il sert également à la décalcification des os qu'il ramollit ; enfin, il entre dans la composition du picrocarminate d'ammoniaque, qui est d'un usage constant en histologie.

L'acide picrique n'est point un toxique dangereux ; la falsification des bières par ce corps, son administration un peu démodée comme amer, comme fébrifuge, comme antichlorotique, le démontrent surabondamment.

Sans doute, administré à l'intérieur, il donne au bout de quelques jours aux téguments une teinte jaunâtre qui rappelle celle de l'ictère ; mais le malade n'en est nullement incommodé et cela même prouve la tolérance de l'organisme pour cet agent médicamenteux ; il y a *imprégnation* et non intoxication ; et d'ailleurs la coloration disparaît spontanément huit jours après que l'on a suspendu l'emploi du médicament.

Comme médicament externe, il fut employé en 1876, par Curie et Chéron, dans le traitement des plaies suppurées. Ces auteurs firent une communication en faveur de cet antiseptique, parce qu'ils avaient remarqué qu'il diminuait ou même supprimait la suppuration des plaies.

Les propriétés de l'acide picrique, au point de vue thérapeutique, sont des plus intéressantes à connaître. Non seulement il n'est point douloureux, mais il est doué encore de propriétés analgésiques puissantes non douteuses.

Il se conserve facilement ; sa composition est très stable ; il n'est nullement caustique, présentant sur l'acide phénique, le sublimé, le grand avantage de ne jamais déterminer des phénomènes d'irritation. C'est un bon antiseptique, et cette action est rendue évidente par l'absence de fermentation des pièces anatomiques conservées dans l'acide picrique.

Le Dr Thierry (1) avait remarqué depuis longtemps déjà, pendant ses travaux de laboratoire, l'action bienfaisante de l'acide picrique sur les petites brûlures qui surviennent comme accidents de laboratoire ; et c'est la constatation de cette propriété qui l'amena à employer, depuis

---

(1) Dr Thierry. *Gazette des hôp.*, janvier 1896.

1892, dans le service du Pr Tillaux, ce topique d'une façon systématique, pour le traitement des brûlures superficielles. Le Dr Filleul, sous son inspiration, a étudié ensuite ce mode de traitement dans sa thèse inaugurale et a bien fait ressortir les propriétés analgésiques et antiseptiques de l'acide picrique ; mais il a insisté surtout sur une des propriétés les plus importantes, c'est la puissance kératoplastique, qui ne le cède en rien à l'acide pyrogallique et qui se démontre d'elle-même, quand on suit la marche du processus réparateur de la lésion.

Si l'acide picrique est incapable de produire des accidents, il n'est pas sans présenter quelques inconvénients qui proviennent de ses propriétés colorantes ; inconvénients contre lesquels on peut remédier en recourant à certains procédés.

L'usage de l'acide picrique ne s'est pas limité au seul traitement des brûlures, il a été appliqué ensuite en oculistique, en otologie, en vénéorologie, en gynécologie, enfin dans les voies urinaires.

Comme on le voit, ce topique mérite d'être adopté en chirurgie courante, au même titre que le sublimé et l'acide phénique : il est susceptible d'un grand nombre d'applications pratiques et devra surtout attirer l'attention des chirurgiens et nécessiter de nouvelles recherches.

CHAPITRE II

DE L'EMPLOI DU PROTARGOL DANS LE TRAITEMENT DES URÉTRITES

I

Urétrites aiguës.

D'après Neisser, avant de commencer les injections, on doit toujours rechercher le gonocoque dans les sécrétions urétrales des malades que l'on se propose de traiter. Chez les sujets atteints de la forme aiguë de l'affection, on se borne à faire un examen minutieux du pus provenant de l'urètre antérieur. Dès que l'examen microscopique, plusieurs fois répété, s'est déclaré positif, on commence les injections.

Celles-ci devront être faites trois fois par jour. Le liquide projeté dans le canal sera gardé par le malade pendant un laps de temps qui variera, selon les circonstances et les conditions individuelles, de 5 à 3o minutes.

Au bout de quelques jours de cette pratique, il n'y aura pas d'inconvénient à diminuer le nombre des séances, surtout dans le cas où il sera survenu, rapidement, une amélioration manifeste de l'état local ; on se contentera alors de deux, ou même d'une seule injection par 24 heures.

Il importe énormément de ne jamais supprimer tout à fait les séances, tant que la disparition des gonocoques n'aura pas été constatée d'une manière péremptoire et à la suite d'examens microscopiques répétés, attendu que la cessation trop hâtive du traitement pourrait avoir pour conséquence de provoquer de très fâcheuses récidives : en somme, il sera toujours plus prudent de poursuivre les injections encore pendant 8 ou 10 jours après que l'écoulement sera complètement tari et que les gonocoques auront disparu.

Le titre des solutions de protargol variera avec les les phases du traitement. Au début, Neisser recommande les solutions aqueuses à 25 centigrammes pour 100 ; plus tard, il porte le titre à 50 centigrammes, et même jusqu'à 1 gramme pour 100. Quelque élevé que puisse nous paraître le titre de cette dernière solution, Neisser soutient que le protargol à 1 pour 400 n'est pas plus irritant que le nitrate d'argent à 1 pour 4000.

Strauss (*Monats. für praktische Dermatol*, 1898) insiste, comme Neisser, sur l'utilité de commencer immédiatement les injections au protargol. Il recommande de les continuer, sans jamais les interrompre, pendant des semaines entières, même si l'on constate, à plusieurs reprises, la disparition des gonocoques. L'absence d'irritation de la muqueuse autoriserait une pratique semblable.

Fürst (*Therap. monastsh*, août 1898) a traité par le protargol un certain nombre de cas de blennorragie chez la femme : il injecte, dans les cas de blennorragie utérine, des solutions de 1/2 à 1 pour 100, en faisant passer environ deux litres de liquide. Une petite bougie renfermant 5 pour 100 de protargol est introduite ensuite dans le col.

Le vagin est lavé avec une solution de protargol à 1 pour 100. On place sur le col des tampons imbibés d'une solution glycérinée de protargol au même titre et on met par-dessus des tampons secs. L'auteur affirme qu'au bout d'une semaine de ce traitement, il n'existe généralement plus de gonocoques (on a continué les lavages tous les deux jours). Les résultats obtenus seraient excellents, d'après Fürst.

M. Haïdoutoff, qui a fait une série d'expériences sur le protargol à l'hôpital Saint-Louis, dans le service de M. Balzer, a employé des solutions aqueuses à 1 pour 1000.

Il a soumis à ce traitement 21 malades, dont 13 étaient atteints d'urétrite blennorragique aiguë, 5 de la forme subaiguë, et 3 de la forme chronique. Dans tous les cas, il a eu recours aux grands lavages urétro-vésicaux répétés tous les jours, et une seule fois par jour. Nous verrons plus loin, en traitant de l'urétrite chronique, quelle est la médication de choix que nous avons employée à la clinique du Dr Desnos et pourquoi nous l'avons employée de préférence aux autres. Nous ne nous occupons donc pour le moment que de la forme aiguë.

Les grands lavages urétro-vésicaux se pratiquent de la manière suivante :

Le malade, ayant préalablement vidé sa vessie, est assis sur le bord d'une chaise, le tronc un peu renversé en arrière, et solidement appuyé contre le dossier : il va sans dire que, pendant toute la durée de la séance, le

patient devra s'abstenir de tout mouvement, de toute con-
traction intempestive ; de plus, avant de commencer le
lavage, il est essentiel de bien nettoyer le gland, le méat
et le prépuce avec de l'eau et du savon, puis de rincer le
tout avec une petite éponge imbibée d'une solution antiseptique faible.

Ces précautions élémentaires prises, on commencera
la séance en introduisant entre les lèvres du méat, mais pas
trop profondément, une canule de verre à bout conique
(préalablement aseptisée et conservée dans une solution
antiseptique), dont l'extrémité opposée est reliée à un
tube de caoutchouc long de 2 mètres ; celui-ci s'adapte,
d'autre part, à la tubulure (munie d'un robinet) d'un ré-
cipient en verre gradué, d'une capacité de plusieurs litres,
lequel sera placé à une hauteur suffisante pour favoriser
l'écoulement du liquide qui y est contenu.

Pour laver l'urètre antérieur, il importe de maintenir
les lèvres du méat bien appliquées contre les parois de la
canule, afin de prévenir le reflux du liquide avant la distension complète du segment urétral que l'on se propose
de laver ; mais, dès que cette distension aura été obtenue,
on arrêtera le courant et on retirera la canule, de façon à
permettre la sortie du liquide contenu dans l'urètre antérieur ; on répètera cette petite manœuvre un certain
nombre de fois jusqu'à ce qu'on ait jugé que la séance a
assez duré, et que la surface interne du canal a été bien
imprégnée de liquide.

Pour le lavage de l'urètre postérieur, il est nécessaire
de placer le bock à une plus grande hauteur, afin d'obtenir une pression capable de vaincre la résistance de la

portion membraneuse : une hauteur de $1^m,80$ à 2 mètres est toujours suffisante pour arriver au but que l'on se propose. Mais, avant de pousser le liquide dans la vessie, il ne faut pas oublier de désinfecter soigneusement le gland et l'urètre antérieur, en se conformant aux indications énoncées plus haut. Pour faire pénétrer l'injection dans l'urètre postérieur et dans la vessie, on aura soin d'enfoncer la canule suffisamment loin, de manière à déterminer l'occlusion complète du méat. Dans l'immense majorité des cas, l'irruption du liquide dans l'urètre postérieur et dans la vessie s'effectue sans difficulté ; parfois, on éprouve une certaine résistance dont on finit toujours par triompher ; il est tout à fait exceptionnel de se heurter à une impossibilité absolue de passer.

Une fois que le liquide est arrivé dans la vessie (en quantité variant, suivant les cas, de 150 à 300 grammes), on l'y laisse séjourner pendant quelques instants ou quelques minutes ; après quoi, on retire la canule pour permettre au malade de rejeter le liquide qui a été poussé dans la vessie : on recommence ensuite la même opération, deux, trois, quatre fois de suite, selon les indications.

Quels sont les signes qui permettent de reconnaître que le traitement a été efficace et que les malades sont guéris ?

La suppression de l'écoulement constitue un symptôme dont la valeur est plus apparente que réelle ; mais il n'en est pas moins certain qu'il signifie quelque chose et que si l'on n'a pas le droit de proclamer guéri un malade qui ne perd plus de pus par l'urètre, on peut, toutefois, affirmer qu'il est en bonne voie de guérison.

La disparition des gonocoques est un argument de beaucoup plus de poids, et l'on peut avancer alors, sans crainte d'être démenti par l'événement, que, dans l'immense majorité des cas, un sujet dont le canal n'est plus habité par ces microcoques est un malade guéri, à la condition de s'appuyer sur des examens microscopiques nombreux, répétés, et ayant porté sur des produits recueillis par le raclage dans plusieurs points de l'étendue de l'urètre.

Au cours de ses recherches, M. Haïdoutoff a parfaitement tenu compte de ces deux conditions essentielles, avant d'admettre comme certaine la guérison des malades qu'il a traités par les lavages au protargol. En consultant les résultats qu'il a obtenus par ce moyen, on trouve que sur 13 sujets atteints de blennorragie aiguë, 8 ont été complètement guéris après un nombre de séances variant entre 7 et 17. Nous verrons, dans le prochain chapitre, les résultats obtenus dans le traitement de l'urétrite chronique, par le protargol.

M. Noguès (1) a fait paraître, ces temps derniers, dans les *Annales des maladies des organes génito-urinaires*, un article dans lequel il s'occupe du traitement de l'urétrite à gonocoques par le protargol.

L'auteur rapporte 15 observations :

4 cas au début de la maladie. . 4 guérisons.

7 autres lésions torpides. . . 7 guérisons.

Dans les quatre derniers cas où le processus était à l'état franchement aigu, il a obtenu trois guérisons et un

____

(1) *Annales des maladies des organes génito-urinaires*, juin 1898.

échec complet. (Donc, en tout, quatorze guérisons et un insuccès.)

La réalité de ces dernières a été scrupuleusement vérifiée, en ce sens, que les malades ont été réexaminés dix jours après la cessation du traitement et après les épreuves habituelles (ingestion de bière et pratique du coït sous un préservatif).

M. Noguès recommande trois injections de protargol, la première, le matin; la deuxième, dans l'après-midi; la troisième, le soir.

Les injections du matin et de l'après-midi sont conservées pendant cinq minutes : celle du soir, trente minutes.

Au bout de quelques jours, M. Noguès juge les injections du matin et de l'après-midi inutiles, et se contente de celle du soir. Il les donne selon la méthode ordinaire indiquée précédemment, mais il substitue en outre, à la seringue urétrale banale, une seringue d'une capacité de 10 à 15 centimètres cubes, qui permet l'introduction d'une plus grande quantité de liquide et sa pénétration dans tous les replis de la muqueuse.

Quant aux solutions employées, leur titre croît progressivement de 1/4, 1/2, et enfin de 1 pour 100. M. Noguès insiste à juste titre sur l'indolence absolue des injections. « C'est à peine, dit-il, si en employant les solutions les plus fortes, certains malades se sont plaints de quelques sensations rectales et de quelques envies d'uriner. »

La durée du traitement a varié dans des limites assez étendues de 6 à 36 jours, chiffre extrême. La moyenne a été d'une vingtaine de jours,

D'après l'auteur, cette moyenne de vingt jours pourrait être réduite à 12 ou 15 jours : ce qui l'a déterminé à prolonger le traitement au delà de cette période, c'est le conseil formulé par Neisser, et, en second lieu, l'apparition, chez plusieurs malades, d'un écoulement très abondant faisant supposer, malgré l'absence de gonocoques, que la guérison était encore lointaine. Mais il n'en était rien : il s'agissait d'un écoulement purement réactionnel.

En somme, pour conclure pratiquement, et en interprétant, d'une part, les résultats obtenus par M. Neisser, d'autre part, ceux relatés par M. Haïdoutoff et par M. Noguès, il semblerait qu'on soit en droit d'affirmer que le protargol est un antiblennorragique inoffensif et doué de propriétés antiseptiques réelles.

Reste à savoir si, dans les cas typiques d'urétrite gonococcique aiguë, les propriétés antiblennorragiques du protargol sont tellement supérieures à celles des autres médicaments employés, qu'on doive systématiquement bannir ces derniers.

En particulier, le classique permanganate de potasse doit-il être détrôné par le protargol ?

Nous ne le pensons pas.

A la clinique du Dr Desnos, nous avons employé le protargol, d'une part, le permanganate de potasse, d'autre part, indifféremment, une quantité considérable de fois. Nous avons obtenu un certain nombre de succès avec le protargol : mais peut-être sont-ils moins brillants que ceux qui ont été publiés dans les travaux parus jusqu'ici. Il ne nous a pas semblé, en effet, que les résultats obtenus fussent de nature à placer le protargol au-dessus de certains autres agents antigonococciques : le permanganate de potasse, en particulier, nous paraît conserver ses droits.

Employé selon la méthode de Janet, désormais classique, le permanganate de potasse nous semble être réellement le spécifique de la blennorragie aiguë, et toutes les fois que cela sera possible, c'est évidemment à lui que nous aurons recours.

La raison de son efficacité est fournie par ce fait que la méthode remplit parfaitement toutes les conditions exigées : antisepsie, contact prolongé avec la totalité du canal urétral, exaspération de la diapédèse. Elle est, ainsi que le dit Janet (1), d'une application très simple qui la met à la portée de tous, elle ne nécessite à peu près pas d'instruments : elle réclame seulement un peu de tact et de patience de la part du médecin, une assiduité absolue, et parfois un peu de courage de la part du malade.

Donc, et pour conclure, il ne nous semble pas, d'après les résultats obtenus à la clinique du D\ Desnos, que l'on doive remplacer systématiquement le permanganate de potasse par le protargol dans le traitement de la blennorragie aiguë.

M. le D\ Henri Fournier a fait paraître, dans le *Journal des maladies cutanées et syphilitiques* (juin 1898) un article sur ce sujet.

Pour cet auteur, dans les formes aiguës primitives, chez les néo-blennoragiens, le protargol employé, selon la

---

(1) JANET. *Annales des maladies des organes génito-urinaires*, 1892.
— *Semaine médicale*, 1893.
MOLINIÉ. *Midi médical*, 1893.

méthode de Neisser, en solution progressivement ascendante de 1/4 à 2 pour 100, amènerait (sans déterminer de symptômes autres qu'un peu de cuisson légère ou simplement de lourdeur du canal) la guérison apparente plus rapidement que tous les autres antiblennorragiques connus.

« Mieux qu'eux aussi, dit-il, il assure la guérison vraie, mais son action doit être prolongée au moins jusqu'à la quatrième semaine, et il est toujours bon de terminer le traitement par l'emploi d'une injection astringente (sulfate de cuivre, sous-acétate de plomb, injection aux trois sulfates). »

Mais il ajoute plus loin, (et nous partageons entièrement ici sa manière de voir).

« L'utilité des grands lavages avec les solutions de protargol n'est pas encore suffisamment établie pour qu'on doive dès aujourd'hui laisser de côté le permanganate. Ce dernier a l'avantage de pouvoir être employé à doses très faibles, des solutions au 1/10000 étant le plus souvent très suffisantes, tandis que les solutions de protargol, pour avoir l'activité nécessaire, exigent un coefficient de substance considérable. De ce côté, les conclusions doivent être réservées. »

M. le Dr Paul Guillon (*Revue de thérapeutique médico-chirurgicale*, 1898) estime que, quelque soit le traitement qu'on emploie contre l'urétrite blennorragique à ses différentes périodes : injections (Neisser); grands lavages sans sonde ou avec instruments spéciaux (Barlow, Haïdoutoff); instillations (Desnos); on obtiendra sensiblement les mêmes résultats avec le protargol qu'avec le permanganate de potasse ou le nitrate d'argent.

« Peut-être, dit-il, un peu moins rapidement, mais assurément avec beaucoup moins d'intensité dans les réactions locales : moins de recrudescence de l'écoulement pendant les premières heures, et, point capital, pas de sensation douloureuse pendant et après le traitement. »

Ceci est à considérer surtout pour les instillations, ainsi que nous le verrons plus loin, lorsque nous traiterons du protargol dans les urétrites chroniques.

« Enfin, ajoute M. Guillon, constatons un petit détail qui a bien son importance : pas de taches, ni immédiatement sur les doigts de l'opérateur, ni plus tard sur le linge du malade. »

Nous sommes également du même avis que M. Massé, interne de la Clinique, qui dans le *Journal des maladies cutanées et syphilitiques* (juin 1898) a publié une note sur le traitement de 60 malades qui ont été soumis aux grands lavages de permanganate de potasse et de protargol.

Après avoir cité une série d'observations très intéressantes, il écrit : « Le traitement de la blennorragie par les grands lavages au protargol nous a donné des résultats *sensiblement inférieurs* à ceux que procurent les grands lavages au permanganate de potasse ».

II

Urétrites chroniques.

Dans le traitement des urétrites chroniques, nous avons employé le protargol presque exclusivement en instillations.

L'instrumentation ne diffère en rien de celle qui est nécessaire pour les instillations en général : nous nous sommes suffisamment étendus déjà sur ce sujet pour ne pas avoir à y revenir ici.

D'après M. Desnos, cependant, deux précautions sont à prendre. En premier lieu, il faudra veiller à ce que la lumière de la bougie à instillation ne soit pas trop étroite, car le liquide d'une solution concentrée de protargol, un peu visqueux, y circule mal.

En deuxième lieu, les solutions ont également l'inconvénient d'imprégner rapidement le piston de la seringue et d'en rendre le glissement plus difficile : il faudra donc avoir le soin de la démonter de temps en temps, et d'en laisser le piston immergé pendant quelques heures dans de l'huile stérilisée, cette seringue restant d'ailleurs stérile comme celles qui servent exclusivement au nitrate d'argent.

Nous nous sommes servi, dans les diverses tentatives que nous avons faites, de solutions dont le titre a varié de 1 pour 100 à 15 pour 100. C'est à un moyen terme que nous nous sommes arrêté : nous croyons que c'est avec des solutions de 5 à 10 pour 100 qu'on obtiendra les meilleurs résultats.

La quantité de liquide que nous avons instillé à chaque séance a varié entre 20 et 60 gouttes. C'est donc bien une *instillation* que nous avons faite chaque fois, et non un lavage.

M. Noguès, dans une communication parue dans les *Annales des maladies des organes génito-urinaires*, a décrit, au contraire, un procédé dont il s'est servi et qui tient en quelque sorte le milieu entre l'instillation et le lavage. Ce procédé consiste à pousser dans l'urètre postérieur, une assez considérable quantité de liquide, au moyen d'une bougie à instillation.

M. Noguès dit avoir obtenu, de cette façon, des succès hors de doute.

Ce procédé mixte serait cependant peu recommandable d'après M. Desnos.

« Si l'on veut agir, dit ce dernier auteur, au moyen du lavage, il est préférable d'introduire dans l'urètre postérieur une bougie à instillation, ou, mieux encore, une sonde terminée par une boule à orifices multiples, en pomme d'arrosoir, et d'injecter ainsi une quantité de liquide suffisante pour remplir la vessie, masse liquide que le malade expulse aussitôt après par une miction normale. Ce procédé, que nous employons depuis longtemps en nous servant de permanganate de potasse et de nitrate d'argent, nous a également réussi avec des solutions faibles (de 1/4 à 1/2 pour 100) de protargol, mais ce sont là des *lavages* urétro-vésicaux qui doivent, à notre avis, constituer un procédé distinct des instillations. »

Dès que l'on a retiré la sonde, le liquide séjourne dans l'urètre, s'il s'agit de son segment postérieur, ou, s'il a été instillé dans l'urètre antérieur, il vient sourdre peu a peu au méat. Quoi qu'il en soit, les sensations éprouvées par le malade sont en général des plus légères : c'est tout au plus un sentiment vague de cuisson au périnée, d'ardeur et de besoins d'uriner, d'ailleurs faciles à maîtriser. Il n'y a aucune comparaison entre l'intensité des sensations éprouvées après une instillation de protargol et une instillation de nitrate d'argent : dans ce dernier cas, la douleur ressentie est atroce, déchirante ; le malade se tient ployé en deux, accusant une sensation de brûlure des plus pénibles. Nous en connaissons qui, au sortir de la clinique, ont été dans l'incapacité absolue de faire cent mètres pour rentrer à leur domicile.

D'ailleurs les malades traités autrefois avec des solutions de nitrate d'argent et qu'on soumet ensuite au protargol expriment unanimement leur préférence pour le nouvel agent.

Presque toujours, du moins pour la première instillation, un redoublement de la suppuration se manifeste pendant les premières heures. Cette réaction est naturellement variable d'intensité et de durée suivant les cas : il est fort rare qu'elle se prolonge plus de 12 heures environ, alors même qu'on aurait employé les solutions concentrées à 10 et 15 pour 100. Cet écoulement est d'une coloration blanc verdâtre, peu épais en général et même très souvent limpide, analogue à de la glycérine. Dans des cas assez rares, nous y avons remarqué des stries sanguinolentes ; ils concernent presque tous des urétrites tuberculeuses, dont nous aurons l'occasion de reparler plus loin.

Nous avons déjà vu que les instillations de nitrate d'argent ne devaient jamais être faites que tous les deux jours, car cet intervalle est nécessaire pour que les phénomènes réactionnels s'apaisent. Les instillations de protargol ne se font également, d'une manière générale, qu'après un intervalle de 48 heures. Cependant, quand la réaction a été peu prononcée ou nulle, on peut les renouveler tous les jours et hâter ainsi les progrès de la guérison.

Ceux-ci sont d'habitude rapides : dès les premières instillations, les sécrétions diminuent abondamment, et elles arrivent même à disparaître dans quelques cas après deux ou trois séances. (Dans 2 cas, elles ont même disparu après une seule séance.)

Du reste, l'efficacité du procédé est rapidement jugée : d'après M. Desnos, si le progrès s'arrête, si l'augmentation du titre de la solution ne fait rien gagner, le protargol devrait être abandonné, car on pourrait indéfiniment l'employer sans obtenir d'amélioration.

En dehors des quelques stries sanguinolentes signalées plus haut et qui se produisent, ainsi que nous l'avons déjà dit, dans le cas d'urétrites tuberculeuses, nous ne connaissons pas d'accidents.

Nous avons suivi chez 5 de nos malades les progrès de la guérison à l'aide de l'urétroscope ; chez tous, la muqueuse a repris très rapidement (dès la première instillation chez 2 d'entre eux) son poli et son brillant normal ; les plis normaux ont reparu, il n'y a toutefois pas lieu de s'étonner que la rougeur congestive nous ait semblé rester plus grande qu'à l'état normal et n'ait disparu environ que 5 à 6 jours après la cessation de toute manœuvre urétrale.

Si nous passons à présent à l'examen de nos malades en particulier, nous les diviserons en 4 groupes.

A. Urétrites à gonocoques. . .	7	cas.
B. Urétrites sans gonocoques.. .	39	cas.
C. Urétrites tuberculeuses. . .	8	cas..
D. Cystites blennorragiques. . .	4	cas.

A. — *Urétrites chroniques à gonocoques.*

Il convient de préciser.

Nous entendons sous le nom d'urétrites chroniques, non pas toutes celles qui duraient depuis un temps plus ou moins long, mais seulement celles qui ne donnaient lieu qu'à un suintement très peu abondant, ne formant pas une goutte assez forte pour tacher le linge. Nous croyons qu'aux écoulements qui ont une certaine abondance, les instillations conviennent moins bien que les lavages préconisés par M. Noguès avec une solution faible de protargol, lavages urétro-vésicaux pratiqués soit sans sonde, soit avec la sonde à pomme d'arrosoir dont nous avons parlé.

Tout le monde sait que les instillations de nitrate d'argent ramènent presque toujours à l'état aigu ou subaigu une urétrite à gonocoques : c'est même là un moyen précieux de diagnostic dans le cas où l'examen au microscope est resté négatif.

Il ne se passe rien de pareil avec les instillations de protargol.

Dans cinq sur sept de nos cas, les gonocoques ont disparu, pour ne plus revenir, de la deuxième à la troisième instillation. Dans deux cas, ils ont reparu après quelques jours de repos : mais nous devons ajouter que ces deux derniers malades étaient atteints de prostatites chroniques concomittantes avec augmentation de volume et bosselures très nettes de la glande.

En présence des gonocoques, il vaut mieux n'employer que des solutions relativement faibles et se tenir en dessous de 5 pour 100. Mais quand les gonocoques ont disparu, si les filaments persistent dans l'urine, il est bon d'augmenter le titre et de rentrer dans les limites ordinaires de 5 à 10 pour 100.

B. — *Urétrites chroniques sans gonocoques.*

Ce sont celles qu'on rencontre le plus souvent : depuis le mois de novembre 1897, à la clinique Desnos, on a soumis au protargol un assez grand nombre de cas, dont 39 ont pu être suivis régulièrement : or, on a obtenu 32 guérisons complètes, c'est-à-dire avec absence totale de filaments apparents à l'œil nu dans l'urine, ni retour après les épreuves d'usage. Le nombre d'instillations a varié de 3 à 18. Sur ces 32 malades, 24 n'ont été soumis qu'aux instillations simples : les 8 autres, qui présentaient des inégalités du canal ou des rétrécissements larges, ont dû être soumis à la dilatation portée aussi loin que possible (de 58 à 63 Béniqué); l'un d'eux a dû subir une urétrotomie complémentaire.

Parmi les 7 malades non guéris, 5 ont été très améliorés, mais les filaments ont persisté, malgré une prolongation très grande des instillations, dont le nombre a dépassé 40 chez l'un d'eux ; 2 n'ont retiré du traitement aucune amélioration, malgré des séances de dilatation concomittante, et sans que l'examen urétroscopique ait fait reconnaître la cause de cet échec.

Dans aucun cas, il n'y a eu d'aggravation.

La disparition des filaments constitue le phénomène

dominant, dans toute cette catégorie de malades : mais il arrive souvent qu'à l'examen microscopique, des leucocytes nombreux se montrent dans les sédiments de l'urine. Cela explique un fait de la plus haute importance et qui mérite d'attirer l'attention : ce sont les récidives ou tout au moins les apparences de récidive à bref délai : on voit en effet, souvent, après quelques jours, une semaine ou deux au maximum, les filaments réapparaître dans une urine qui n'en contenait plus. Aussi est-il absolument indispensable de prolonger le traitement et de continuer les instillations, même lorsqu'on a constaté la disparition de tout élément visible à l'œil nu : il ne faut pas craindre d'y consacrer 4 ou 5 séances supplémentaires. Si l'on a le soin de prendre ces précautions, ces surprises fâcheuses ne se présenteront plus. On peut, du reste, ne faire ces instillations qu'à un titre assez faible : la douleur est alors complètement nulle.

Ces 39 malades que nous avons suivis avec le plus grand soin sont intéressants à un autre point de vue. Ils nous permettent, en effet, de comparer les résultats obtenus par les instillations de protargol, avec ceux qu'avaient fourni les autres caustiques et antiseptiques.

Sur 39 malades, 24 avaient déjà subi des instillations. 18 d'entre eux, avec du nitrate d'argent,

4   —   avec du sublimé,

2   —   ignoraient l'agent précédemment employé.

Sur les 18 premiers malades, le traitement avait été assez prolongé : nous relevons dans leurs observations 6 (minimum), 10, 15, 18, 30, 38 instillations. Et même, 3 d'entre eux, chez lesquels une urétrite chronique persistait depuis de longues années, à des intervalles plus ou moins longs, avaient reçu 45, 60 et jusqu'à 80 instillations de nitrate d'argent. Or, sur ces 18 malades, 15 ont été guéris radicalement avec des instillations de protargol dont le nombre a atteint 18 chez l'un deux : chez les 3 autres, des filaments persistent, quoique en moindre quantité.

Il en a été de même chez les malades instillés précédemment au sublimé : nous devons ajouter qu'un seul est resté réfractaire au protargol.

Disons encore, pour terminer, que chez des malades dont les progrès avaient subi un temps d'arrêt, M. Desnos a fait alterner avec avantage les instillations avec des lavages urétraux pratiqués avec une solution faible. Les résultats ont sans doute été favorables, mais ils sont encore en trop petit nombre pour que la valeur du procédé puisse être apprécié.

C. — *Urétrites tuberculeuses.*

Les indications du traitement par le protargol sont assez restreintes.

Au début, nous avions trouvé une série assez heureuse et nos quatre premiers malades se sont trouvés améliorés par l'emploi du protargol à doses assez faibles, il est vrai : l'écoulement était peu abondant, mais il existait dans l'urine des filaments épais et nombreux.

Ces filaments, après quelques instillations, diminuèrent sans disparaître jamais complètement.

Chez quelques autres malades, les résultats sont restés

à peu près nuls : ceux-ci présentaient d'ailleurs des symptômes peu accusés d'urétrite : ils avaient principalement une prostate tuméfiée et bosselée et des douleurs en urinant. Nous rappelons que c'est chez eux que nous avons vu apparaître le saignement que nous avons déjà signalé.

Ce saignement s'est produit chez un de ces malades presque immédiatement après l'instillation, chez les autres, le lendemain ou le surlendemain et a duré pendant trois ou quatre jours : il ne consistait d'ailleurs que dans l'apparition d'une légère teinte rouge de l'urine et de filaments plus colorés.

Mais si chez ces tuberculeux l'amélioration n'a guère été sensible, si les filaments ont persisté, l'élément douleur a été manifestement influencé par ces instillations. Quatre malades qui éprouvaient d'assez vives douleurs à la miction ont été améliorés, et, fait curieux à signaler, parmi eux se trouvaient les deux malades qui avaient saigné davantage.

D'ailleurs, nous sommes bien convaincus, en examinant attentivement l'ensemble de ces faits, que le protargol n'agit chez les tuberculeux qu'en présence d'une infection mixte et que la lésion bacillaire elle-même n'est pas influencée d'une manière favorable par cet agent ; nous avons obtenu des résultats plus favorables par l'emploi de l'acide picrique, comme on pourra le voir plus loin.

D. — *Cystite blennorragique.*

Nos résultats ici sont bons, sans la moindre exception.

Deux des cas étaient intenses, deux étaient moyens. Ces quatre cas ont été suivis de guérison. Toutefois, M. Desnos a fait remarquer qu'une condition nécessaire pour le succès est que l'instillation soit faite sur le col de la vessie et que celle-ci soit absolument vide.

Il cite le cas d'un malade chez lequel la première instillation était restée sans résultat et qui avait de la rétention complète. A la seconde séance, on prit la précaution de le sonder préalablement, et l'instillation fut suivie d'un effet aussi prompt que chez les autres.

En effet, l'amélioration est très rapide et elle est toujours survenue quelques heures après la première instillation. La guérison complète, la disparition de toute fréquence et de toute sensation pénible est plus lente à être obtenue et il a fallu de 5 à 7 instillations répétées tous les deux jours pour l'atteindre. Le titre de la solution employée a été de 5 pour 100.

Chez le dernier malade, la sédation cherchée a été obtenue au moyen de lavages de l'urètre profond avec une sonde à pomme d'arrosoir et en employant une solution faible.

CHAPITRE III

DE L'EMPLOI DE L'ACIDE PICRIQUE DANS LE TRAITEMENT DES URÉTRITES

L'étude de la blennorragie a pris, à notre époque, une importance toute particulière depuis qu'on est fixé sur les terribles complications que peut entraîner cette affection négligée.

La blennorragie chez la femme particulièrement est mieux connue dans toutes ses localisations et l'on sait aujourd'hui qu'il faut lui attribuer nombre d'affections redoutables.

Il est donc d'un intérêt capital de guérir la blennorragie de façon à éviter ces écoulements chroniques qui en s'éternisant sont particulièrement dangereux.

Cela importe chez l'homme, source de contagion; mais l'importance est naturellement aussi grande chez la femme, dont la blennorragie, mal soignée au début, se généralise, envahit des organes divers où elle se dissimule, où il est souvent difficile de la découvrir et dont les conséquences sont si souvent funestes.

L'importance de l'urétrite chez la femme a été longtemps méconnue. Cette affection qui revêt le plus souvent la forme chronique demande à être recherchée

attentivement pour être reconnue et les symptômes beaucoup plus apparents de la vulvite et de la vaginite ont
pendant longtemps attiré seuls l'attention des auteurs.

Swediaur, Wibert. Cullerier, Langlebert ont affirmé
que l'urétrite était extrêmement rare chez la femme.

Gosselin dit que, pendant quatre ans d'exercice à
Lourcine, il n'a pas rencontré l'urétrite quatre ou cinq fois
par an.

Guérin, au début, émet le même avis : mais des expériences nombreuses et mieux conduites lui font bientôt
reconnaître son erreur, et il conclut finalement à la fréquence de l'urétrite. Benjamin Bell, Gibert, Ricord, Ber-
keley, Chéron, montrent que non seulement l'urétrite
accompagne presque toujours la vaginite, mais aussi
qu'un examen minutieux révèle presque constamment
son existence, alors que la vaginite a complètement disparu. Plus récemment, Jullien, Fournier, confirment ces
vues. Tardieu, Ricord. Guérin, Langlebert, vont plus
loin : ils attirent l'attention sur le danger de cette urétrite
persistante et montrent qu'elle peut transmettre la blennorragie à l'homme ; ils la considèrent comme l'indice le
plus certain de la blennorragie chez la femme.

Cette persistance peut être longue. Gosselin prétend
qu'elle peut durer trois ans et même plus et que pendant tout ce temps, la femme reste contagieuse, ainsi
quele démontre Guérin dans une observation qu'il a
publiée.

L'urétrite féminine est donc très fréquente et ses
dangers sont ceux de toute infection blennorragique. Cette
nocuité déjà constatée par la clinique se trouva facilement

expliquée, après la découverte du gonocoque de Neisser, que l'on reconnut dans les liquides pathologiques dus à l'infection blennorragique.

Tel est le rôle néfaste de cette urétrite féminine, le plus souvent chronique d'emblée, indolore, passant par suite inaperçue, et n'étant pas traîtresse. La femme pourra ainsi, avec une innocence parfaite, transmettre la blennoragie à l'homme.

Ce qui augmente les dangers de cette affection c'est qu'elle est très rebelle au traitement; et un point sur lequel on doit être bien fixé, c'est que, souvent on a cru à une guérison qui n'existait pas en réalité et il faut avant de déclarer indemne une femme, l'examiner avec soin à plusieurs reprises, et en s'entourant de toutes les précautions nécessaires.

L'urétrite féminine peut être aiguë ou chronique, mais cette dernière variété est la plus fréquente et c'est surtout contre elle qu'est dirigé le traitement par l'acide picrique.

L'urétrite chronique est le mode de terminaison le plus fréquent de l'urétrite aiguë : mais très souvent elle s'établit d'emblée et résulte de l'inoculation d'une blennorragie masculine chronique elle-même et depuis longtemps oubliée.

Les traitements les plus variés ont été dirigés contre l'urétrite chronique. Si tous ont à leur actif des succès, ils ne sont pas constants et surtout pas toujours définitifs. Bien souvent, on a cru à une guérison alors qu'on n'avait fait qu'atténuer l'écoulement qui reparaissait avec une nouvelle intensité, sous la plus légère influence. Il faut savoir s'entourer des précautions les plus minutieuses, examiner la malade à des moments différents, avant d'affirmer la guérison,

Un traitement efficace devra agir profondément ; nous avons vu, en effet, que le pus envahit l'épaisseur de la muqueuse, se cache dans les replis et dans les culs-de-sac glandulaires. Pour penétrer jusque-là, il faudra donc une action presque constante des médicaments employés.

Tout le monde reconnaît l'heureuse influence des lavages fréquents avec des solutions antiseptiques. Ver-chère, après Guyon et Hallé, emploie le sublimé.

D'autres auteurs ont fait des injections urétrales avec un liquide très actif, et pour éviter la pénétration de liquide dans la vessie, ils se servent de la sonde à double courant. Nous ne voulons pas énumérer tous les agents médicamenteux qui ont été employés pour amener la disparition de l'écoulement urétral ; ce serait fastidieux et sans intérêt.

Mais la méthode des lavages répétés ne suffit pas seule pour amener la guérison de l'urétrite chronique et il faut agir sur la muqueuse elle-même si on veut obtenir un résultat définitif, une véritable guérison et atteindre tous les replis, tous les culs-de-sac glandulaires.

Le lavage, quelque complet qu'il soit, ne peut le faire et il faut laisser en permanence un agent qui par sa persistance se mette en contact avec toutes ces anfractuosités.

Ici encore, nous trouvons la même multiplicité de moyens employés et, parmi les auteurs, certains se sont occupés de trouver un corps qui puisse être introduit dans l'urètre et laissé dans le canal pendant un temps plus ou

moins prolongé ; d'autres ont cherché à agir plus fortement pendant un temps plus court. Ces deux méthodes
basées sur l'emploi de suppositoires, et des injections urétrales avec un liquide actif produisent certainement de
bons effets, ainsi que l'a démontré Verchère.

Malgré la complexité de ces moyens pour obtenir la
guérison, il arrive qu'on est souvent obligé de recourir à
des procédés énergiques et douloureux, et qui ne sont pas
sans entraîner parfois des inconvénients assez sérieux,
tels que cystite, rétention, incontinence, et encore
n'obtient on la guérison qu'au prix d'une altération définitive de la muqueuse urétrale.

De tous les différents modes de traitement employés,
la durée est variable et peut atteindre deux mois et plus.
Elle dépend d'ailleurs de la docilité du malade, du traitement général et de l'hygiène rigoureuse. Le salol à l'intérieur aseptisera l'urine, l'eau de Vichy et le lait agiront
comme diurétiques ; il faudra surtout éviter les excitations
sexuelles, proscrire les aliments épicés et les boissons fer-
mentées.

Le traitement par l'acide picrique est d'une durée
quelquefois un peu longue, puisqu'elle peut dépasser trois
semaines, et ce médicament n'est sans doute pas exempt
de reproches.

Dans le travail de Vigneron, inspiré par le Dr Chéron,
de Saint-Lazare, les observations ne démontrent pas
toutes qu'il ait obtenu une guérison définitive ; les malades
ayant été mises en liberté peu de jours après qu'on eût
constaté la disparition de l'écoulement. Mais, à côté de ces
cas, il en rapporte d'autres où il lui a été donné d'ob-

server les femmes un temps bien assez long, pour qu'il puisse affirmer la guérison définitive de l'urétrite.

Le Dr Chéron, qui emploie ce traitement depuis plusieurs années, affirme son excellence, car il lui a été facile de s'assurer presque chaque fois que les guérisons d'urétrites qu'il avait constatées s'étaient maintenues. Enfin, ce traitement se recommande par d'autres avantages importants; c'est qu'il est d'une simplicité extrême, qu'il ne provoque jamais la moindre douleur et qu'il est d'une innocuité absolue.

C'est aussi l'opinion de Papazoglou qui a eu l'occasion d'employer l'acide picrique en injections vaginales et urétrales dans des cas de blennorragie.

Le Dr Chéron avait déjà étudié l'acide picrique en 1876, et avait reconnu ses propriétés analgésiques et antiseptiques à la fois. Frappé des inconvénients qu'offrent la plupart des médicaments usités dans le traitement des différentes localisations de la blennorragie, il eut l'idée d'employer l'acide picrique qui, aux propriétés microbicides des injections ordinaires, joint l'avantage immense de ne provoquer aucune douleur.

Employé d'abord avec succès contre la blennorragie de l'homme, tout aussi bien que contre celle de la femme, le Dr Chéron reconnut ses bons effets également dans les cas de vaginite et de bartholinite.

La solution employée par le Dr Chéron est saturée d'acide picrique. On l'obtient facilement en ajoutant à de l'eau bouillante une certaine quantité d'acide picrique en paillettes puis on sépare ensuite l'excès par décantation. On obtient ainsi une solution d'une coloration jaune dorée que l'on peut laisser refroidir dans un vase obturé d'ouate ; et qui est de la sorte parfaitement aseptique.

Cette solution n'est nullement toxique, en raison du peu de solubilité de l'acide picrique dans l'eau : elle présente en outre l'avantage d'être stable.

Dans les injections intra-urétrales de sublimé, de nitrate d'argent, une des principales indications est d'éviter la pénétration du liquide dans la vessie car cette pénétration est souvent suivie, en effet, de phénomènes de cystite.

Avec l'acide picrique, il n'y a rien de semblable à redouter, car ce médicament n'irrite pas la vessie, vu son absence complète de causticité.

Il n'y a donc point d'inconvénient à introduire l'acide picrique directement dans la vessie ; bien au contraire, car l'urine qu'elle contient se trouve ainsi modifiée et l'action du médicament se fera sentir dans tout le canal de l'urètre, chaque fois qu'il y aura une miction. Il faut donc, en conséquence, recommander aux malades d'uriner le plus souvent possible.

Le manuel opératoire est des plus simples. Nous l'empruntons au Dr Cheron.

Il faut se servir d'un instrument analogue à la seringue à instillation de M. Guyon et d'une contenance de 10 centimètres cubes. A cette seringue s'adapte une sonde métallique longue de 15 à 20 centimètres dont la grosseur correspond au n° 16 de la filière Charière et présentant à son extrémité une légère courbure analogue de forme, en un mot, à une sonde de femme.

Après avoir préalablement fait la toilette de la vulve et un lavage intra-urétral avec une solution boriquée, on introduit dans le canal de l'urètre la sonde qui est fixée à la seringue, de la même façon que si l'on procédait à un cathétérisme ordinaire. Une fois qu'on est dans la vessie, on pousse doucement tout le contenu de la seringue et l'on retire l'instrument.

Cette injection est répétée tous les deux jours.

En se plaçant au point de vue clinique, il résulte des observations publiées dans la thèse de Vigneron que l'action de l'acide picrique est des plus nettes ; car il n'est point besoin de multiplier les lavages urétraux comme avec les solutions de sublimé, résorcine, etc..... Chaque miction constitue une sorte d'injection d'arrière en avant, où l'urine modifiée par l'acide picrique remplace avantageusement les solutions antiseptiques.

Ces observations montrent en effet que, dès la première ou au plus après la deuxième injection intra-vésicale, l'écoulement urétral a notablement diminué, qu'il est devenu moins purulent et moins abondant.

En ce qui concerne la durée du traitement, certaines urétrites ont cédé au bout de 10 jours ; d'autres ont duré 3 semaines et parfois plus, mais nous ne relatons point de cas où l'urétrite aurait résisté pendant un mois entier au traitement.

Certains cas sont aussi très intéressants en ce qu'ils auraient résisté à tous les autres traitements et qu'il n'a jamais été signalée la moindre douleur ou la moindre complication.

M. Papazaglou, qui a employé des solutions faibles contenant 1 gramme à 1^{gr},50 pour 1000, n'a obtenu aucun résultat, au contraire ; les solutions plus fortes, 7 pour

1000, dont le titre est supérieur à celui de la solution saturée aqueuse (5 pour 1000), lui ont donné des résultats surprenants. Mais en employant des solutions beaucoup plus fortes encore, 10 pour 1000 (obtenues en faisant dissoudre auparavant l'acide picrique dans l'alcool ou l'éther), il s'est produit des escharres superficielles.

Cet auteur se trouve en présence de quelques observations d'urétrite qui ont guéri avec quatre ou cinq injections et il croit qu'il était inutile de rechercher le gonocoque après guérison, puisque le canal lui-même était absolument sec.

De ce qui précède il résulte que l'emploi de l'acide picrique a été appliqué principalement au traitement de l'urétrite féminine, ainsi que le témoignent les observations consignées dans la thèse de Vigneron.

Il nous reste maintenant à étudier les résultats que l'on a obtenus en employant l'acide picrique dans le traitement des urétrites chez l'homme. Le docteur Cheron, au début, l'avait employé dans l'urétrite aiguë et il en avait reconnu les bons effets.

Scataloni a utilisé aussi les propriétés antiseptiques et analgésiques de l'acide picrique contre l'urétrite gonococcique aiguë et ses essais qui ont porté sur 100 cas lui ont donné des résultats fort encourageants.

Antonelli a employé les grands lavages à l'acide picrique dans une vingtaine de cas de blennorragie aiguë et comme Scataloni il a pu se convaincre de l'innocuité de ces lavages.

Il a vu survenir une amélioration sensible dès les premiers jours du traitement et la guérison définitive,

contrôlée par l'examen bactériologique obtenue au bout
de deux semaines, et cela sans l'administration d'aucun
autre médicament. Les irrigations étaient pratiquées trois
fois par jour avec une solution d'acide picrique de 2 à 5
pour 1000 et à l'aide du même dispositif que celui dont
on se sert pour les grands lavages au permanganate.

A chaque séance, on faisait passer un demi-litre de
liquide sous une pression qui variait, suivant les cas, de
1 mètre à 1ᵐ,5o. Afin de ne pas laisser pénétrer dans le
canal des cristaux d'acide picrique, Antonelli avait le soin
de filtrer les solutions avant de les employer.

Mais nous ne croyons pas que l'acide picrique, dans ce
cas, soit supérieur au permanganate, car il présente un inconvénient sérieux ; c'est qu'au lieu de tarir l'écoulement, il
excite, au contraire, d'une façon intense, l'hypersécrétion.

Mais c'est surtout dans les *urétrites chroniques tuberculeuses* que nous avons constaté les bons effets qui résul-
tent de l'emploi de ce médicament, surtout dans les cas
qui se sont montrés rebelles au traitement par le sublimé
et le protargol. Il est certain qu'on n'obtient pas la guérison d'emblée ; mais on détermine une amélioration qui
est loin d'être passagère. Il convient surtout d'insister sur
son action analgésique, car les instillations qu'on fait subir
aux malades n'ont jamais déterminé de douleurs, ainsi que
nous avons pu nous en rendre compte par nous-même.

Les observations de ce genre sont assez nombreuses ;
nous n'avons publié que les cas les plus typiques,
MM. les Dʳˢ Desnos et Guillon devant faire prochaine-
ment une communication sur ce sujet à la *Société médico-
chirurgicale*.

OBSERVATIONS

Observation I

M..., employé, 33 ans.

Première blennorragie il y a 5 ans, soignée avec du permanganaté de potasse et complètement guérie.

Deuxième blennorragie, il y a dix jours.

Symptômes d'urétrite et de cystite nettement accusés.

Abondance de gonocoques dans le pus.

10 *novembre* 1898. — On commence une série d'injections avec une solution de protargol à 1 pour 1000.

Le nombre des injections a été de 17.

L'écoulement a disparu, ainsi que les gonocoques.

Guérison.

Observation II

C..., peintre en bâtiments, 26 ans.

Pas d'antécédents vénériens.

Deux jours après un coït suspect, un écoulement crémeux très abondant est apparu.

Mictions des plus douloureuses.

21 *mars* 1898. — Premier lavage avec une solution de protargol à 1 pour 1000.

Les jours suivants, série de 15 injections.

Les gonocoques ont disparu.

L'écoulement est tari dès la quinzième injection.

Guérison.

OBSERVATION III

B..., 25 ans, employé des postes.

Pas de blennorragie antérieure.

20 *mars* 1898. — Après un coït suspect datant de 8 jours, il a vu apparaître un écoulement, le 15 mars, il y a par conséquent 5 jours.

Les mictions sont très douloureuses.

Les urines renferment un très grand nombre de filaments.

L'examen microscopique décèle une multitude de gonocoques.

La vessie est vidée : on fait un lavage de l'urètre antérieur d'abord, de l'urètre postérieur, ensuite, avec une solution de protargol à 1 pour 1000.

On introduit dans la vessie environ 200 grammes de liquide qu'on laisse séjourner pendant 3 ou 4 minutes.

Le malade n'accuse pas de douleurs.

21 *mars et jours suivants*. — On recommence le même traitement durant trois semaines, au bout desquelles le malade est complètement guéri. Plus de gonocoques.

On a fait exactement vingt lavages en tout.

OBSERVATION IV

M..., comptable, 25 ans.

Blennorragie, il y a quinze jours, traitée par des capsules de santal. Écoulement abondant où pullulent les gonocoques.

On fait 18 injections de protargol à 1 pour 1000.

A la fin de ces 18 injections. l'écoulement a diminué notablement, mais persiste toujours en petite quantité.

Le malade n'est donc pas guéri.

OBSERVATION V

V..., 23 ans, télégraphiste.

Première blennorragie apparue 7 jours après le coït.

Actuellement, 23 *juin* 1898, le malade vient à la clinique ; il est à son sixième jour de l'écoulement.

La sécrétion est des plus abondantes et renferme des gonocoques en très grande quantité.

Les urines sont troubles et remplies de filaments.

Les mictions sont fréquentes et douloureuses.

On commence la série des injections au protargol.

Le nombre total des injections a été de 18.

L'écoulement a diminué, mais les gonocoques persistent toujours, bien qu'en moins grand nombre.

Nous pourrions multiplier ainsi les exemples ; mais une telle énumération serait fastidieuse et nous préférons établir une statistique qui permettra beaucoup plus facilement de se rendre compte des résultats obtenus.

Nos observations portent donc sur 40 cas d'urétrite aiguë traités par des injections avec une solution de protargol à 1 pour 1000. Ces injections ont été faites régulièrement une fois par jour.

Sur ces 40 malades, nous avons obtenu 24 guérisons.

Chaque malade a reçu en moyenne 15 injections.

Sur les 16 malades restés non guéris, 9 malades ont vu leur écoulement diminuer.

Comme on peut s'en rendre compte, les grands lavages

au permanganate de potasse, pratiqués selon la méthode de Janet, donnent des résultats pour le moins aussi satisfaisants que ceux-ci. Il ne nous semble pas indiqué de préconiser le protargol à l'exclusion du permanganate de potasse, qui reste le médicament de choix dans le traitement des urétrites blennorragiques aiguës.

OBSERVATION VI

Mas..., 29 ans, dessinateur.

Le malade a constaté une première blennorragie en 1897 qu'il traita par les balsamiques et les diurétiques sans injections, et qui guérit au bout de 6 semaines. Mais il y a 2 mois et demi, après un rapport suspect, réapparition d'un écoulement peu abondant avec émission douloureuse d'urine.

Actuellement, 7 novembre 1898. — Le malade présente un écoulement peu abondant et intermittent. Les urines sont troubles et contiennent de nombreux filaments lourds. L'examen bactériologique du pus de la goutte a révélé la présence du gonocoque. Après lavage du canal antérieur, on fait une instillation de protargol à 2 pour 100.

10 *novembre.* — Les urines sont claires et présentent encore quelques filaments. Le gonocoque est encore révélé par l'examen bactériologique. Instillation à 2 pour 100.

12 *novembre.* — Même traitement. Quelques gonocoques dans le pus de la goutte.

18 *novembre.* — Le gonocoque a disparu. Les urines sont claires et présentent quelques légers filaments.

Instillation de protargol. Le malade ne s'est plus présenté à la clinique.

OBSERVATION VII

D..., artilleur, 23 ans.

Première blennorragie, il y a 2 ans. Traitée par les injections de sublimé et de permanganate de potasse. La goutte matutinale persiste.

5 *septembre* 1898. — L'urine renferme de nombreux filaments.

Gonocoques en abondance.

Première instillation au protargol à 3 pour 100.

Les instillations sont renouvelées le 7 et le 9 septembre.

12 *septembre*. — Les gonocoques ont disparu. Les filaments persistent dans l'urine.

Nouvelle série de cinq instillations avec une solution de protargol à 10 pour 100.

Disparition des gonocoques et des filaments de l'urine.

Guérison.

OBSERVATION VIII

N..., 20 ans, employé de commerce.

Première blennorragie il y a un an, soignée par les balsamiques et par les diurétiques. Guérison après un mois et demi.

Deuxième blennorragie il y a 2 mois. Opiat et bicarbonate de soude.

13 *juillet* 1898. — Ecoulement très peu abondant, ne formant pas une goutte assez forte pour tacher le linge.

Gonocoques à l'examen.

Urines renfermant des filaments en très grande abondance.

Prostate tuméfiée avec bosselures très manifestes. Le toucher rectal a déterminé l'issue par le méat d'un liquide. Comme nous avions, au préalable, détergé l'urètre antérieur au moyen d'une injection, nul doute que ce liquide ne provînt de la prostate : donc, prostatite chronique concomitante.

On pratique une première instillation au protargol à 3 pour 100.

15 *juillet*. — Deuxième instillation.

18 *juillet*. — Troisième instillation.

20 *juillet*. — Il n'y a plus de gonocoques. Le malade prend quelques jours de repos.

28 *juillet*. — Les gonocoques ont réapparu. Nouvelle série de cinq instillations.

Guérison.

Observation IX

Leg..., 38 ans, gardien de la paix.

Blennorragie il y a 2 ans traitée par des injections de sulfate de zinc.

Nouvelle blennorragie il y a 8 mois, soignée par le permanganate de potasse. Depuis, il persiste un léger écoulement se traduisant par une goutte le matin et le soir.

Actuellement 2 avril 1899. — Le malade, outre la présence de son écoulement persistant, éprouve une sensation de pesanteur dans la région périnéale. Les urines sont claires et renferment quelques filaments. L'exploration du canal montre un rétrécissement assez large. La prostate augmentée de volume est légèrement bosselée. L'examen microscopique du pus a révélé la présence du gonocoque.

Après avoir lavé le canal antérieur, on fait une dilatation qui est suivie d'une instillation de protargol à 2 pour 100.

5 *avril.* — Urines claires avec quelques filaments. Présence du gonocoque. Instillation de protargol.

7 *avril.* — Même état et même traitement.

11 *avril.* — Les urines sont absolument claires, elles ne contiennent acun filament. L'examen bactériologique est cette fois négatif. Après une dilatation avec bougies n° 5o, on pratique une instillation de protargol à 2 pour 100.

Le malade n'a point été revu.

Observation X

Arn..., 26 ans, employé.

Première blennorragie, il y a 3 ans, traitée par les injections de permanganate de potasse. Durée de 4 semaines sans complications. Deuxième blennorragie soignée par le permanganate et les balsamiques. Depuis, goutte persistante.

12 *avril* 1899. — Le malade vient à la Clinique. Il présente une goutte persistante qui, examinée au microscope, révèle la présence de gonocoques peu nombreux. Les urines contiennent de nombreux filaments.

Après lavage préalable du canal, on pratique une instillation de protargol.

1er *mai*. — Quelques gonocoques dans le pus recueilli sont révélés par le Gram. Instillation de protargol. Filaments urinaires.

3 *mai*. — L'examen microscopique montre toujours la présence de quelques gonocoques. Légers filaments dans l'urine. Instillation de protargol à 2 pour 100.

5 *mai*. — L'examen microscopique est négatif, les gonocoques ont disparu. Les urines sont claires et présentent de très légers filaments.

6 *mai*. — Pas de gonocoques. Urines claires. Peu de filaments. Instillation de protargol. Le malade ne s'est plus présenté à la Clinique.

OBSERVATION XI

H. ., 32 ans, gardien de la paix.

A eu une blennorragie, il y a deux mois, qui a été soignée par des injections au sulfate de zinc.

L'écoulement a diminué d'intensité depuis ce temps-là, mais il persiste toujours un très léger suintement.

Les urines renferment de nombreux filaments.

L'examen bactériologique montre, au milieu de globules de pus, des gonocoques en abondance.

23 *mars* 1898. — Première instillation au protargol à 2 pour 100.

26 *mars*. — Deuxième instillation au protargol à 2 pour 100.

28 *mars*. — Troisième instillation au protargol à 2 pour 100.

30 *mars*. — On fait à nouveau l'examen bactériologique. Les gonocoques ont disparu totalement; l'écoulement n'existe plus.

Les filaments persistent dans l'urine : on pratique encore trois instillations avec une solution de protargol à 8 pour 100.

15 *avril.* — L'urine ne renferme plus de filaments.

Guérison.

Observation XII

C..., cuisinier, 19 ans.

Blennorragie au mois de décembre 1897 traitée par des tisanes et des pilules antiblennorragiques?

Goutte persistante.

Gonocoques à foison dans le pus.

On fait une injection au permanganate de potasse, dans l'urètre antérieur.

Au toucher rectal, la prostate est augmentée de volume, au niveau du lobe gauche; sa surface est mamelonnée et inégale; les bosselures font corps avec la glande. Le toucher rectal fait sourdre quelques gouttes au méat.

18 *août* 1898. — Série de trois instillations au protargol.

25 *août.* — L'examen bactériologique ne révèle plus la présence de gonocoques.

8 *septembre.* — Le malade revient à la Clinique : l'écoulement, peu abondant, il est vrai, a réapparu. Les gonocoques existent de nouveau.

Nouvelle série de quatre instillations. L'écoulement et les gonocoques ont disparu.

Observation XIII

K..., 23 ans, voyageur de commerce.

A eu une blennorragie, il y a quinze jours, laquelle a été soignée par des lavages au permanganate.

20 *juin* 1898. — Ecoulement assez abondant. Pas de douleurs.

Nombreux filaments dans les urines.

Pas de gonocoques dans le pus.

A l'examen, le canal est inégal.

On commence une série d'instillations (14 en tout). Dès la dixième, les filaments ont disparu en proportion notable ; l'écoulement a également diminué beaucoup. Le malade est obligé de quitter Paris et on le considère comme guéri, mais sans épreuve de contrôle possible.

Observation XIV

R..., 63 ans, employé d'administration.

Première blennorragie à l'âge de 19 ans, qui a duré de deux à trois mois ; depuis ce temps-là, plusieurs autres blennorragies de longue durée ; en 1875, autre très douloureuse, en particulier, avec orchite consécutive.

La dernière date d'il y a un an : elle a été traitée par des injections au permanganate de potasse et au sulfate de zinc, et par du copahu. Depuis, une goutte matutinale a persisté.

25 *octobre* 1898. — Il existe un léger suintement du méat ; il y a des envies d'uriner fréquentes et impérieuses. Le malade accuse des douleurs surtout à la fin de la miction. Les dernières gouttes sont, du reste, teintées de sang.

Les urines contiennent de nombreux filaments. Pas de gonocoques.

27 *octobre* 1898. — Première instillation au protargol, après avoir, au préalable, vidé la vessie.

On fait une série de 16 instillations en même temps que des dilatations (Béniqué 55 à 60).

A la seizième instillation, l'urine ne présente plus de filaments apparents à l'œil nu.

Le malade n'est plus revenu à la Clinique.

Observation XV

M..., 45 ans, sculpteur.
Il y a 20 ans, première blennorragie.

En 1896, cinq ou six jours après un coït suspect, est survenue une urétrite aiguë qui a duré environ trois mois.

Depuis, et à plusieurs reprises, à la suite d'excès, sont survenues des poussées nouvelles.

Actuellement, le malade se plaint de ce que, en allant à la selle, un écoulement blanchâtre vient sourdre par le méat; il y a quatre ou cinq jours, quelques gouttes de sang ont même apparu.

27 mai 1898. — On constate que le canal est libre. La vessie offre un certain degré de rétention (100 grammes). La force de l'expulsion de l'urine est notablement diminuée. La prostate est grosse, tuméfiée; les deux vésicules séminales sont également grosses et dures.

A l'examen cystoscopique, on voit nettement des lésions de cystite, surtout dans le fond : les orifices des uretères sont très gros.

L'examen microscopique ne décèle pas la présence de gonocoques dans le liquide du suintement.

On fait une série d'instillations du 29 mai au 25 juin (12 en tout). A la dix-huitième, les filaments qui étaient, au début, très abondants dans l'urine, ont totalement disparu. Le malade ne souffre en rien.

2 juillet. — Les filaments ont réapparu dans l'urine qui est devenue plus louche.

2, 4, 6, 9, 11 juillet. — Instillations de protargol.

Le malade est parti en vacances et n'est plus revenu.

OBSERVATION XVI

G..., 18 ans, employé de commerce.

Première blennorragie, il y a deux mois, peu intense, peu douloureuse, traitée par des lavages au permanganate de potasse (pratiqués avec une seringue).

4 mars 1898. — Ecoulement à peine marqué. Il n'y a seulement qu'un léger suintement.

Pas de gonocoques à l'examen bactériologique.

On a fait une série de onze instillations : les filaments ont disparu totalement de l'urine et le suintement n'existe plus.

OBSERVATION XVII

G..., menuisier, 23 ans.

Pas d'antécédents vénériens.

Dix jours après un coït suspect, il constata la présence de pus assez abondant pour tacher sa chemise. Cet écoulement était accompagné de douleurs vives pendant la miction, principalement à la fin. Après un mois environ, il vit du sang et des caillots à la fin de la miction.

Actuellement, les urines sont entièrement colorées. Pas de gonocoques.

A l'exploration, le canal est libre.

Au toucher rectal, la prostate, un peu grosse, ne présente rien de spécial.

10 *février* 1898. — Instillation au protargol.

14 *février.* —   Id.

L'amélioration était déjà sensible après les deux premières instillations. On les continua cependant pendant une dizaine de séances en tout.

Les filaments ont diminué dans une très grande proportion, mais n'ont pas totalement disparu.

OBSERVATION XVIII

D..., ouvrier, 26 ans.

Ce malade a été traité à l'hôpital du Midi, il y a six mois, pour une blennorragie.

Malgré tous les soins qui lui ont été donnés et une hygiène des mieux suivies, il lui est resté une goutte qu'il retrouve chaque matin à son réveil.

Le canal est régulier : l'urine renferme des filaments. Pas de gonocoques.

4 *mars* 1898. — Instillation de protargol, répétée en tout dix-sept fois.

A la fin l'urine ne renferme plus de filaments.

Guérison.

Observation XIX

Pet... Jean, 5o ans, journalier.

Première blennorragie il y a 17 ans, guéri en 15 jours.

Deuxième blennorragie en décembre 1898, compliquée d'orchi-épididymite double. Après un repos de 15 jours au lit, le malade est guéri.

Actuellement, 8 *mars* 1899. — Le malade présente un écoulement peu abondant. Pas de douleurs en urinant. Pas d'hématuries. Les urines renferment de nombreux filaments. La vessie présente une rétention de 100 grammes. L'exploration du canal le montre inégal et saignant facilement.

On fait une dilatation suivie d'une instillation au protargol.

15 *mars.* — Dilatation. N° 35. Instillation au protargol.

27 *mars.*	—	N° 42.	—
10 *avril.*	—	N° 45.	—
14 *avril.*	—	N° 5o.	—
28 *avril.*	—	N° 52.	—
1ᵉʳ *mai.*	—	N° 56.	—
5 *mai.*	—	N° 57.	—

L'examen microscopique n'a point révélé l'existence du gonocoque.

Observation XX

Pid..., 29 ans, garçon de magasin.

Première blennorragie il y a 8 ans. Traitée au Midi pour épididymite. Durée 9 mois.

En 1897, deuxième blennorragie traitée par le permanganate sans résultats.

1ᵉʳ *février* 1899. — Le malade vient à la Clinique et présente un écoulement persistant. Goutte le matin et le soir. Les urines contiennent de nombreux filaments. L'exploration du canal nous révèle la présence d'un rétrécissement bulbaire. Rien aux testicules et à la prostate.

Dilatation et instillation de protargol.

5 *février*. — Nouvelle instillation.

15 *février*. — Dilatation et instillation.

27 *février*. — Troisième instillation de protargol. L'urine présente quelques petits filaments.

L'examen microscopique a été négatif sur la présence du gonocoque.

Observation XXI

Hiss..., 39 ans, concierge.

Première blennorragie à l'âge de 19 ans, avec épididymite consécutive.

Deuxième blennorragie à l'âge de 23 ans, traitée par diverses substances. Depuis il a conservé une goutte persistante.

En 1896, il fut traité à Necker par des lavages au nitrate d'argent à 1 pour 2000 et l'écoulement disparut, mais il fit sa réapparition en décembre 1898.

Actuellement 4 janvier 1899. — Le malade présente un écoulement qui se produit surtout lors des efforts qu'il fait pendant la défécation. Il éprouve souvent des douleurs dans les hypochondres.

Les urines contiennent quelques rares filaments. Les testicules sont le siège de petites bosselures au niveau des épididymes.

L'exploration du canal montre un rétrécissement large.

La prostate est dure et irrégulièrement bosselée. L'examen cystoscopique a démontré là présence de lésions de cystite au niveau de l'orifices des uretères. Le microscope n'a point révélé le gonocoque.

Après avoir lavé le canal, on fait une dilatation suivie d'une instillation de protargol, Pas de réaction, ni de sang.

Enfin du 5 janvier au 8 février on fait une série de 10 instillations. Le malade n'a point été revu.

Observation XXII

Gr..., 28 ans, libraire.

Blennorragie il y a 10 mois, arrêtée au bout de 15 jours, mais avec persistance de goutte matutinale.

26 *avril* 1899. — Urines claires ne présentant point de filaments. Les mictions ne sont point fréquentes ni douloureuses. L'exploration du canal démontre la présence d'un obstacle contitué par une bride de la fosse naviculaire. Rien aux autres organes. L'examen microscopique a été négatif sur la présence du gonocoque.

Après avoir lavé le canal et introduit une bougie n° 22, nous pratiquons une instillation de protargol.

1er *mai*. — Dilatation n° 22. Instillation de protargol.

3 *mai*. — Dilatation n° 44. Instillation de protargol.

Guérison.

Observation XXIII

Gir..., 20 ans, garçon restaurateur.

En 1898, il y a un an, le malade contracte une blennorragie qu'il traite d'abord par les balsamiques. L'écoulement persistant, on lui fit des instillations au nitrate d'argent sans résultat. Il pissait du sang après chaque instillation.

Actuellement 17 *février*. — Le malade présente une goutte continuelle le matin et dans la journée. Pas de douleurs à la miction ni d'envies fréquentes d'uriner. Les urines sont très claires et ne présentent point de filaments. L'exploration du canal démontre la présence d'un rétrécissement.

Après avoir lavé le canal, nous le dilatons et faisons une instillation de protargol.

7 *avril*. — Dilatation n° 54. Protargol.

10 *avril*. — Dilatation n° 57. Instillation de protargol.

12 *avril*. — Dilatation n° 59. Instillation.

Après 8 jours de repos, le malade est revu. Les urines sont claires et l'examen urétroscopique a été négatif.

Le gonocoque n'a point été décelé par le microscope.

Guérison.

Observation XXIV

R..., 38 ans, cocher d'omnibus.

2 *février* 1898. — Urétrite légère.

22 *avril*. — Ressent des douleurs lorsqu'il est sur son siège, par suite des trépidations.

Vient à la Clinique : léger suintement dans lequel l'examen microscopique ne montre pas la présence de gonocoques.

Urines troubles, avec nombreux filaments.

A l'examen du canal, on note un rétrécissement au niveau du bulbe. On fait une série d'instillations au protargol et de dilatations (Béniqué de 58 à 61).

Les instillations ont été au nombre de 14.

3 *mars*. — Plus de filaments dans les urines. On ne l'a plus revu depuis.

Observation XXV

B..., 34 ans, dessinateur.

Pas d'antécédents héréditaires, ni personnels.

18 *avril* 1898. — Est venu à la Clinique : ce malade se plaint d'un écoulement peu abondant, il est vrai, mais surtout de douleurs à la miction.

Les urines renferment de nombreux filaments épais.

Le toucher rectal nous montre une prostate volumineuse, tuméfiée et bosselée.

Instillation de protargol à 5 pour 100.

19 *avril* 1898. — Le malade, chez lui, est pris d'un suintement sanguinolent par le canal qui dure toute la journée et qui persiste encore le lendemain, 20 *avril*, quand il revient. Ce suinte-

ment n'a consisté qu'en une teinte plus rougeâtre de l'urine et une coloration plus intense des filaments encore très abondants.

Nouvelle instillation avec le protargol à 5 pour 100.

Le malade accuse une diminution très notable des douleurs à la miction.

23, 25, 27, 30 *avril*. — Nouvelles instillations.

La douleur à la miction a totalement disparu, mais l'urine est toujours trouble, renfermant de nombreux filaments. L'écoulement persiste.

OBSERVATION XXVI

G..., 40 ans, garçon de bureau.

A. H. — Sœur morte de tuberculose pulmonaire.

A. P. — Bronchites fréquentes.

En 1897, il y a un an par conséquent, il a été soigné déjà à la Clinique pour une prostato-vésiculite bacillaire.

24 *août* 1898. — Le malade se plaint d'impuissance absolue et de pertes séminales. Douleurs en urinant.

Urines claires et sans filaments.

L'exploration du canal démontre que celui-ci est libre, sauf à la fosse naviculaire qui présente une large bride.

L'épididyme gauche est bosselé.

Le toucher rectal dénote une prostate hypertrophiée. Le lobe gauche principalement est ramolli par places.

La vessie présente une rétention d'environ 200 grammes.

Il y a parfois des phénomènes d'incontinence d'urine par regorgement.

Nous faisons, après avoir vidé la vessie, une instillation au protargol.

26 *août*. — Rétention : 100 grammes. Nouvelle instillation au protargol.

2 *septembre*. — Instillation au protargol. Les douleurs à la miction ont diminué.

19 *septembre*. — La guérison paraît obtenue. L'état général est bon.

26 *septembre*. — A la suite d'un excès de table, nouvelle rétention. Instillation de protargol.

12 *avril* 1899. — Nouvelle rétention : 120 grammes. Douleurs de reins. Urines claires. On abandonne le protargol et on essaie des instillations d'huile gaïacolée.

Observation XXVII

Ar..., 27 ans, ferblantier.

Première blennorragie, en janvier 1899, traitée par des injections à l'acétate de plomb. Pas de complications. La maladie a évolué en 15 jours.

1ᵉʳ *mars* 1899. — Douleurs persistantes à la miction. Urines avec nombreux filaments.

L'exploration du canal montre un rétrécissement large de la partie profonde.

L'épididyme du côté droit est induré. Prostate étalée, semée de nombreuses granulations : on commence une série d'instillations au protargol, avec dilation, du 1ᵉʳ mars au 10 mai.

Amélioration peu sensible.

Observation XXVIII

Bo..., 26 ans, dessinateur.

En 1897, douleurs spontanées dans le testicule ; légère irritation et picotements dans l'urètre.

25 *novembre* 1898. — L'examen cystoscopique montre clairement des lésions de cystite.

Le canal de l'urètre est libre.

Prostate un peu tuméfiée, avec quelques légères bosselures.

Nous faisons une instillation de protargol.

28 *novembre*, 2 *décembre*. — Rétention : 120 grammes ; nouvelles instillations.

On renonce, à la fin décembre, aux instillations de protargol, et on expérimente l'acide picrique.

Observation XXIX

Mar..., 3o ans, garde républicain.

Première blennorragie en 1889, qui a duré un mois et demi : a été traitée par le lait, les boissons diurétiques, les balsamiques.

Deuxième blennorragie en 1897. Soignée au moyen d'injections au sulfate de zinc.

Actuellement, 3o *novembre* 1898, le malade vient à la clinique, présentant un léger suintement et accusant des envies fréquentes d'uriner.

Les testicules ne présentent rien de particulier.

Le toucher rectal démontre que la prostate est hypertrophiée et présente de nombreuses bosselures. On fait une instillation au protargol. Il se produit un léger écoulement sanguin, immédiatement après, qui persiste quelques heures.

4 *décembre* 1898. — Deuxième instillation.

9 *janvier* 1899. — Troisième instillation. Pas d'hématurie. Le malade part en convalescence à Amélie-les-Bains.

3 *mai* 1899. — Urines troubles, avec quelques filaments.

Série d'instillations au protargol, jusqu'au 19 mai.

Pas d'amélioration.

Observation XXX

Ar..., 26 ans, coiffeur.

Première blennorragie en 1892, suivie d'orchi-épididymite gauche. Guérison au bout de 5 mois.

En 1897, la maladie actuelle débute par des envies fréquentes d'uriner : hématuries.

Aujourd'hui, 1er mars 1897, émissions fréquentes douloureuses, teintées de sang.

Urines troubles. Les deux épididymes sont bosselés.

Au toucher rectal, la prostate présente des saillies très nettes.

Une série d'instillations au protargol n'ayant amené aucun résultat appréciable, on a recours aux instillations d'acide picrique et d'huile gaïacolée.

Observation XXXI

Bo..., 24 ans, employé des postes.

Première blennorragie en *janvier* 1895.

Deuxième blennorragie un an après.

Recrudescences nombreuses.

24 *janvier* 1898, légère goutte par moments. Difficulté dans les mictions.

Urines claires avec quelques filaments.

Instillation au protargol.

Du 24 *janvier au* 30 *mars,* on a fait une série de 12 instillations. L'amélioration n'est pas sensible. Repos de quinze jours.

Le 20 *avril,* on abandonne les instillations de protargol et on essaie le sulfate de cuivre.

Observation XXXII

Ar..., 26 ans, garçon coiffeur.

Première blennorragie en 1892, traitée par des émollients et des injections d'eau blanche. Durée 5 mois.

Début de la maladie actuelle en 1898 par envies fréquentes d'uriner avec émission de sang à la fin de la miction. Les urines étaient troubles.

On fait des instillations de nitrate d'argent, de sublimé, de permanganate de potasse, mais sans résultat. Le malade tousse et s'enrhume fréquemment tous les hivers.

10 *janvier* 1899. — Le malade a des envies fréquentes d'uriner qui se répètent toutes les 2 heures. L'émission des premières gouttes d'urine est douloureuse. Les urines sont troubles mais non sanguinolentes. La prostate et les épididymes sont durs et présentent des bosselures.

Après lavage de la vessie on fait une instillation d'acide picrique.

De cette époque au 3 février on fait une série d'instillations à l'acide picrique. Le malade très amélioré n'est point revenu à la clinique.

Observation XXXIII

Ed..., 32 ans, ébéniste.

Première blennorragie il y a un an, incomplètement guérie.

Tousse tous les hivers. Il y a 15 jours on lui fit 5 ou 6 instillations en ville et après lesquelles il y eut émission sanguine.

Actuellement, 5 septembre 1898. — L'exploration du canal le montre libre, mais le toucher rectal nous renseigne sur l'état de la prostate qui présente des lésions de péri-prostatite. L'épididyme gauche est le siège de bosselures nombreuses. Après avoir vidé la vessie, on fait une instillation au sublimé. Du 7 septembre au 26, on fait une série de 7 instillations qui n'amènent point de résultats sensibles.

On abandonne le sublimé et on pratique des instillations d'acide picrique qui déterminent dans l'état du malade une amélioration sensible. Depuis le 9 décembre, ce malade n'a point été revu.

Observation XXXIV

Lej..., 25 ans, coiffeur.

On ne releva point d'antécédents vénériens chez ce malade. A noter seulement qu'il s'enrhume fréquemment tous les hivers.

Il y a trois mois, la maladie actuelle a débuté par des envies fréquentes d'uriner. Ces mictions étaient très douloureuses et s'accompagnaient d'émission de sang à la fin.

La vessie ne présente pas de rétention, mais elle est très intolérante et peut à peine supporter 25 grammes.

Le testicule droit est dur, gros et fusiforme.

1er *avril*. — Après avoir vidé la vessie on fait une instillation d'acide picrique.

Après une série de 10 instillations d'acide picrique, les urines sont moins troubles ; les mictions sont moins fréquentes et moins douloureuses, il y a peu de sang.

25 *avril*. — L'amélioration est sensible. Nouvelle instillation d'acide picrique. Le malade n'est point revenu.

Observation XXXV

Marj..., 34 ans, maçon.

Première blennorragie il y a quatre ans, avec orchi-épididymite double mal guérie. Un écoulement persiste et des hématuries font leur apparition. La dernière hématurie remonte à trois mois.

Actuellement, 14 septembre 1898. — Le malade se plaint de douleurs vésicales qui l'empêchent de travailler. Les urines sont troubles avec de nombreux filaments. Les deux épididymes sont le siège de bosselures nombreuses. Le canal est libre. La vessie présente une rétention de 200 grammes.

Par le toucher rectal on sent une prostate petite, mais avec des lésions de péri-prostatite. L'examen cystoscopique nous montre l'orifice de l'uretère droit très petit, sa recherche est assez difficile : l'uretère gauche est plus grand. Dans le fond et en arrière de la vessie on perçoit des lésions de cystite avec vascularisations très-rouges. Après avoir vidé la vessie, on fait une instillation de protargol.

14 *septembre*. — Rétention vésicale, 20 grammes. Nouvelle instillation de protargol.

Du 15 septembre au 26 décembre, on fait une série d'instillations au protargol. A cette époque, on abandonne ce médicament et on emploie l'acide picrique en instillation.

1er *février*. — Amélioration sensible.

Observation XXXVI

Bon..., 27 ans, manœuvre.

On ne relève pas chez ce malade d'antécédents vénériens,

mais en 1889 il éprouva des difficultés à la miction et eut des hématuries qui durèrent un mois.

En mars 1899, brusquement, il eut une nouvelle hématurie abondante. Les mictions étaient douloureuses et persistaient après l'émission.

Actuellement, 27 avril 1899. — Les urines sont très troubles et présentent de gros filaments lourds. Elles forment un dépôt abondant.

La vessie ne présente pas de rétention, elle est très intolérante et supporte à peine 25 grammes de liquide.

Le testicule droit est augmenté de volume, dur, piriforme.

L'épididyme est bosselé.

Par le toucher rectal, on sent le bas-fond de la vessie épaissi : les vésicules séminales, la prostate, sont prises et forment une masse nettement indurée.

Après lavage de la vessie, on fait une instillation d'acide picrique.

1er *mai.* — Acide picrique.

3 *mai.* — Acide picrique. Amélioration.

Observation XXXVII

God..., 47 ans, mécanicien.

Nous relevons dans les antécédents personnels de ce malade une bronchite en 1891. En avril 1898, il entre dans le service de M. Quénu, pour un abcès de l'épididyme qui fut incisé et gratté.

Depuis un mois, il a des envies fréquentes d'uriner, qui se répètent toutes les demi-heures. Les mictions sont douloureuses.

6 *janvier* 1899. — Les urines sont troubles et forment un dépôt en masse : elles sont purulentes. Les testicules et les épididymes sont indurés. L'exploration du canal le montre libre, mais la traversée membraneuse est douloureuse.

La vessie ne présente point de rétention, mais seulement un

peu de sang. Le toucher rectal nous montre la prostate saine, mais les vésicules séminales sont indurées.

Après avoir vidé la vessie, on fait une instillation d'acide picrique.

18 *janvier*. — Nouvelle instillation d'acide picrique.

Le malade n'est point revenu à la Clinique.

OBSERVATION XXXVIII

F..., 24 ans, ajusteur.

Il y a un an, a eu une première blennorragie qui a duré deux mois.

Depuis deux mois, a une nouvelle urétrite et une cystite ; envies fréquentes d'uriner : fin des mictions sanguinolentes.

Cette cystite est apparue consécutivement à une injection Vincent. Il a constaté une amélioration, le jour où il a cessé ces injections.

Actuellement, on trouve quelques petits filaments dans les urines.

8 *décembre* 1897. — Instillation au nitrate d'argent : une instillation antérieure n'avait pas produit de réaction.

17 *décembre* 1897. — Quelques filaments dans l'urine. Dilatation avec les bougies n°s 18, 20, 23, suivie d'instillation au nitrate. Réaction très vive.

Du 22 *décembre* au 21 *janvier* 1898, séances de dilatation suivies d'instillation au nitrate.

2 *février*. — Reprise des instillations au nitrate d'argent.

4 *février*. — Urines claires. Instillations.

21 *février*. — Rien dans les urines. Guérison.

Ce malade revient le 15 juillet 1898 avec une récidive. On commence les instillations au protargol.

Sondage de la vessie.

Instillation unique au protargol.

Guérison définitive.

Observation XXXIX

F..., 24 ans, gardien de la paix.

Première blennorragie en mai 1898, traitée par des injections au permanganate de potasse.

25 *juillet* 1898. — Envies fréquentes d'uriner très douloureuses ; les dernières gouttes sont teintées de sang.

Urines troubles, renfermant de nombreux filaments.

29 *juillet*. — Instillation de protargol à 5 pour 100.

1ᵉʳ *août*. — Instillation de protargol à 5 pour 100. Douleurs beaucoup moindres.

27 *septembre*. — Lavage au permanganate de potasse et protargol.

Le malade sort guéri.

18 *avril* 1899. — Il revient. Les urines contiennent quelques filaments. L'urètre antérieur est très sensible. Léger rétrécissement bulbaire.

28 *avril*. — Dilatation n° 40.

Instillation au protargol.

5 *mai*. — Bougie 43.

8 *mai*. — Bougie 45.

10 *mai*. — Bougie 45.

20 *mai*. — Instillation de protargol.

Le malade n'est pas revenu à la clinique.

Observation XL

V..., 23 ans, sommelier.

Première blennorragie, 1ᵉʳ avril 1899, qui n'a pas été soignée. 20 jours après le début, les mictions deviennent très fréquentes, principalement pendant la nuit ; elles sont peu douloureuses et renferment une certaine quantité de sang.

1ᵉʳ *mai* 1899. — L'écoulement est tari, sauf persistance d'une goutte matutinale. Les mictions diurnes et nocturnes sont toujours fréquentes. Plus d'hématuries. Les urines sont encore très troubles, avec nombreux filaments.

On pratique une instillation avec du nitrate d'argent à 2 pour 100, après avoir préalablement vidé la vessie.

Douleurs très vives, réaction intense.

8 *mai* 1899. — Instillation unique de protargol à 5 pour 100, après l'avoir sondé par avance.

Guérison.

OBSERVATION XLI

F..., 36 ans, tourneur en cuivre.

Mai 1898. — Blennorragie : le malade s'est donné lui-même des injections de permanganate de potasse avec une seringue.

Février 1899. — Mictions diurnes et nocturnes fréquentes, très douloureuses. Pas d'hématuries. Urines cependant troubles, donnant lieu à un dépôt abondant.

19 *avril* 1899. — Les urines sont encore troubles en masse et présentent de nombreux filaments.

Rétrécissement siégeant dans la portion pénienne.

Après avoir vidé la vessie, nous faisons une instillation de protargol. Douleur nulle.

3 *mai*. — Deuxième instillation au protargol.

Urines claires. Toute sensation pénible et toute fréquence de mictions a disparu.

5 *mai* 1899. — Guérison. Le malade est renvoyé.

CONCLUSIONS

1° Dans le traitement de l'*urétrite blennorragique aiguë*, on n'obtient, ni par les injections de protargol, ni
par les injections d'acide picrique, des résultats sensiblement supérieurs à ceux qu'on obtient avec le permanganate de potasse.

L'acide picrique, en particulier, au lieu de tarir
l'écoulement, détermine une hypersécrétion des plus
actives et nous avons dû abandonner son emploi. Le permanganate de potasse reste pour nous le médicament de
choix.

2° Dans le traitement des *urétrites chroniques,* il y a lieu
de distinguer :

a) Dans les urétrites chroniques *blennorragiques*, les
instillations avec une solution de protargol à 5 pour 100
procurent des résultats aussi satisfaisants que ceux obtenus
avec le nitrate d'argent.

Le protargol possède sur ce dernier les avantages suivants :

1° Les instillations de protargol sont absolument indo
lores ;

2° Elles ne font pas réapparaître la phase aiguë de la blennorragie;

3° Alors qu'on est obligé d'espacer de quarante-huit heures au minimum deux instillations successives au nitrate d'argent, par suite de la réaction qui se produit après chacune d'elles, on n'est pas tenu, avec le protargol, à de semblables précautions.

Les instillations de protargol, en effet, peuvent être faites régulièrement tous les jours, et, par suite, la marche de la guérison peut être plus rapide.

b) Dans les urétrites chroniques *tuberculeuses*, l'emploi du protargol ne nous a donné que de médiocres résultats. Nous avons dû abandonner son emploi pour recourir à celui de l'acide picrique.

En nous servant de ce dernier médicament, nous avons régulièrement obtenu, non pas la guérison, mais une amélioration des plus sensibles.

BIBLIOGRAPHIE

A. — Protargol.

Audry. — Précis des maladies blennorragiques. Paris, 1884.

Barlow. — Zur Behandlung der acuten Gonorrhœ mit Protargol nebst einer Besprechung Irrigationsbehandlung beim frischen Tripper. *Münschen med. Wochenschrift,* 1897, XLIV, 1252, 1295.

Barozzi. — Traitement de l'urétrite blennorragique par le protargol. *Presse médicale.* Paris, 1898, p. 285.

Bender (M.). — Ueber neuere Antigonorrhoica (inst. Argonin und Protargol. *Arch. für Dermat. und Syph.* Wien und Leipzig, 1898.

Behrend (G.). — Vorlänfige Mittheilung über die Wircking des Protargol bei Gonorrhœ. *Berlin. klin. Woch.,* 1898, XXXV, 304-308, 315-317.

Berg (G.). — Erfahrungen über Protargol in der Gonorrhœ-Therapie. *Therapeut. Monats.* Berl., 1899, XIII, mai, Heft 5, 259.

Benario. — Ueber Protargol, ein neues Antigonorrhoicum und Antisepticum. *Deuts. med. Wochenschr.* Leipzig und Berlin, 1897, XXIII. *Therap. Beil.,* 82-84.

Bossalino. — *Giornale della Accademia di Torino,* 1898, p. 118.

Calvelli. — *Gaz. degli hospit.,* 1889, p. 8.

Casoli (V.). — Il protargol e il trattamento della blennoragia. *Gazz. med. Cremonese.* Cremona, 1898, XVIII, 91-113.

Cerasi. — *Gazette médicale de Rome,* avril 1889.

Colombini. — Ueber die Behandlung der acuten blennorragischen Uretritis mit Protargol. *Klin. Therap. Wochens.* Wien, 1898, V, 1083.

Costa (T.). — El protargol en el trattamento de los uretritis degonococcus. *Cron. med.* Linia, 1899, XVI, 8.

Darier. — *Bulletin de l'Académie de médecine,* janvier 1898.

— *La clinique ophtalmologique,* n° 6, 1898.

Desnos. — Des instillations de protargol dans les urétrites chroniques. *Ann. des maladies des org. génito-urinaires.* Paris, 1898, XVI, 673-681.

Dreyer. — Ueber protargol. *Mutsber. d. krankh. d. Harn und Sex-Appar.* Berlin, 1898, III, 129-136.

— Erwiederung auf den Aufsatz von H. Frank. [Erwiederung an H. Behrend auf seine « Vorläufige Mittheilungen über die Wirkung des Protargol bei Gonorrhoe » in n° 14 d. Woch], in n° 16 d. Woch. *Berlin. klin. Wochenschr.,* 1898, mai 2, n° 18, 411.

Finger. — Ueber das Protargol als antigonorrhoicum. *Heilkunde* Wien, 1897-8, II, 344-349.

— La blennorragie et ses complications, 1894.

Fournier (H.). — Traitement de l'urétrite blennorragique par le protargol. *Repert therap.* Paris, 1898, XV, 588-594. — *Journal de méd. de Paris,* 1898, 2 s., X, 367. — *Journal des maladies cutanées et syphilitiques,* 1898, X, 348-354.

Frank (E. R. W.) — Erwiederung an Behrend auf seine Vorläufige Mittheilung über die Wirkung des Protargol bei Gonorrhoe, in n° 14 d. Wach. *Berlin. klin. Wochenschr.,* 1898, april 18, n° 16, 363-364.

Furst. — Fortschriften der Medicin, 1898, n° 4.

Gallenza. — *Supplemento al Policlino.* Rome, 1898.

Guillon. — De l'usage du protargol dans la thérapeutique génito-urinaire. *Revue de thérap. méd. chir.* Paris, 1898, LXV, 473-478.

D'Haenens (A.). — Le protargol dans le traitement de l'urétrite blennorragique. *Policlin.* Bruxelles, 1898, VII, 114-117.

Haidoutoff (J.). — Essai comparatif sur le traitement de la blennorragie par les lavages urétraux vésicaux au protargol et au nitrate d'argent. Paris, 1898, in-8, n° 327.

Hallopeau. — *Bulletin de la Soc. de dermat. et syphiligraphie.* Paris, 1892.

Hamonic. — Traitement de la bulbite.

Kauffmann (R.). — Ueber Protargol kritische Beinerkungen zu Benario's Mittheilungen. *Deut. Med. Woch.* Leipz. u. Berlin, 1898, XXIV. — *Therap. Beil.*, 27.

Kreissl. — Beinerkungen zur Behand der Acuten Gonorrhoe mit Protargol. *Dermat. Centralbl.* Berl., 1897-8, I, 210-213.

Lohnstein (H.). — Ueber die Wirkung des Protargol sowie Bemerkungen über die Beurteilung der Wirkungs weise neuer Präparate bei gonorhoe. *Allg. med. Central. Zeit.* Berl., 1898, XVII, 215-218.

Lutaud (A.). — Le protargol dans le traitement des affections gonococciennes chez la femme. *Repert. Therap.* Paris, 1898, XV, 680-684.

Manasseine et Yakorlef. — *Soc. méd. de Saint-Pétersbourg,* février 1898.

Massé. — Étude comparative du protargol et du permanganate de potasse employés en grands lavages dans le traitement de la blennorragie. *Journal mal. cut. et syph.* Paris, 1898, X, 538.

Meyer. — Zur Gonorrhoe Behand bing. mit Protargol. *Aeztl. Prax.* Wurzb., 1898, XI, 323.

Moïsen. — Blepharite traitée par le protargol, 1899.

Neisser (A.). — Zur Behandlung der acuten Gonorrhoe ; ein neues silberpräparat, protargol : prolongirte Injectionen. *Dermat. Centralbl.* Berlin, 1897, I, 3-8.

Niebergall. — Zur Behandlung der Gonorrhoe, insbesondere mit Argonin und Protargol. *Deut. mil. arztl. Ztschr.* Berlin, 1898, XXVII, 258-275.

Noguès (P.). — Traitement de l'urétrite à gonocoques par le protargol. *Ann. des mal. des org. génit.-urin.* Paris, 1898, XVI, 569-574, 1213.

Regnault (E.). — Réflexions sur trente cas de blennorragie traités par le protargol. *Annales des mal. des org. génito-urinaires.* Paris, 1898, XVI, 1264-1266.

Rosenthal (O.). — Ueber protargol. *Dermat. Ztschr.* Berl., 1898, V, 494-514.

Ruggles (E. W.). — Protargol ; a new. remedy for Gonorrhea. *Med. News.* New-York, 1898, LXXII, 404-406.

— Protargol, ein neues antigonorrhoicum. *Centralblatt für krankheiten d. Harn und sex.-org.* Leipzig, 1897, VIII, 708.

Schiff. — *Klinische therap. Wochenschr.,* 1898.

Somogyi(B.). — A protargol, mint antigonorrheicum. *Gyógyástzat.* Budapest, 1898, XXXVIII, 618-621, 937, 945.

Stark. — Zur Behandlung des Trippers mit protargol. *Monatsh. für prakt. Dermat.* Hamburg, 1898, XXVI, 339-343.

Strauss (A.). — Ueber das protargol als antiblennorrhicum und antisepticum. *Monastch. f. prakt. Dermat.* Hamburg, 1898, XXVI, 129, 136.

Welander (E.). — Ueber die Behandlung der Gonorrhöa mit Protargol. *Arch. f. dermat. u. syph.* Wien und Leipzig, 1898, XIV, 377-396.

— Protargol als prophylacticum gegen Gonorrhoe. *Heilkunde.* Wien, 1898-9, III, 267. — *Wien. med. Bl.,* 1899, XXII, 38.

Wentscher. — Kurze Mitteilungen über die Behandlung der Gonorrhoe mit Protargol. *Deutsche med. Ztg.* Berlin, 1898, XIX, 41.

B. — **Acide picrique.**

Antonelli. — L'acido picrico nella cura della blennoragica acuta. *Gazett. osp.* Milano, 1898, 1059.

Calvelli. — *Gaz. degli hospit.,* 1889, p. 88.

Cerasi. — *Gaz. med. di Roma,* avril 1889.

CHÉRON (J.). — *Comptes rendus du Congrès de Bruxelles*. Du traitement des plaies et de la blennorragie par l'acide picrique (1875).

— Traitement de la blennorragie chez la femme par les injections intra-vésicales d'acide picrique. *Revue des maladies des femmes*, 1875.

— De la destruction du gonocoque dans le traitement de l'urétrite chez la femme par l'injection dans la vessie d'une solution aqueuse saturée d'acide picrique. *Rev. méd. chir. des mal. des femmes*. Paris, 1897, XIX, 522-526.

CURIE. — De l'emploi de l'acide picrique. *Acad. des sciences*, 30 octobre 1896.

DELEBECQ. — Traitement du zona par l'acide picrique. *Thèse*, Paris, 1898.

FILLEUL. — Traitement des brûlures superficielles par l'acide picrique. *Thèse*, Paris, 1894.

GONÇALVEZ CRUZ. — Acido picrico. *Brazil. Med*. Rio-de-Janeiro, 1894.

KARPLUS. — Ein fall von Pikrinsaure Vergiftung. *Zeits. f. klin. med*. Berlin, 1893, t. XXII, p. 1210-1219.

KUTUZOW. — Ueber die Anvendung der Calorimetrie zur quantitativen Bestimmung der Pikrinsaure, in ihren Verbindungen mir organischen. Basen.

MORAU. — *Soc. biologie*, 8 juin 1893.

PAPAZOGLOU. — *Thèse*, Paris, 1896.

REVILLIOTTE. — L'acide picrique est-il toxique? *Thèse*, Paris, 1899.

ROCHON. — Traitement de l'urétrite par l'acide picrique. *Médecine moderne*, n° 1, 1898.

RYMZA (Adam). — Ein beitrag zur Toxicol. zur Pikrinsaure. *Dorpat*, 1889.

THIERY. — Des applications de l'acide picrique à la thérapeutique. *Gazette des hôp*., n°ˢ 8 et 25, 1896.

VERCHÈRE. — La blennorragie chez la femme, 1894.

VIGIER. — *Correspondant médical*, décembre 1895.

VIGNERON. — *Thèse*, Paris, 1894.

CHARTRES. — IMPRIMERIE DURAND, RUE FULBERT.